極めに・究める・内部障害

相澤 純也 監修
Junya Aizawa

田屋 雅信 著
Masanobu Taya

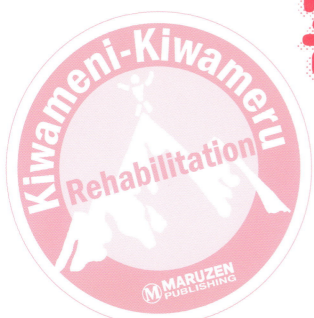

Kiwameni-Kiwameru
Rehabilitation

丸善出版

監修者序文

　「内部障害」とは読んで字のごとく，心臓，肺，腎臓などの体の内部にある臓器に生じる障害の総称です．脳卒中でみられる麻痺や痙縮，運動器疾患でみられる関節の可動域制限や異常運動のように外見から観察できる問題は比較的少ないため，ある意味，「厄介な障害」と言えます．

　理学療法士，作業療法士，リハビリテーション等の専門医のような「リハビリテーション専門職（リハ専門職）」には，まさに，この**目に見えない内部の障害**を的確な視診・触診，各種検査データにより浮き彫りにし，臓器の複雑な相互関係をひも解く能力が求められるのです．つまり，

見えないものを「見える化」するわけですから，データの計算，異常判断，解釈が不可欠

になります．もちろん，数字だけで内部の障害を明らかにできるほど単純ではありませんから，個々の患者さんの状態を注意深く洞察できる能力も必要でしょう．

　丸善出版より，『極めに・究める・リハビリテーション』シリーズの監修を依頼され，「第3弾は"内部障害"」と相談されたときに，真っ先に頭に浮かんだのが田屋雅信先生でした．田屋先生は群馬県立心臓血管センターリハビリテーション課で内部障害リハの最前線で活躍される傍ら，群馬大学大学院で修士号を取得され，現在は東京大学医学部附属病院リハビリテーション部（循環器内科 心臓リ

ハビリテーション部門）のスタッフとして臨床，研究，教育にバランスよく取り組まれています．主要学会でエッジの効いた発表や講演も数多くされています．しかも，認定理学療法士（循環），心臓リハビリテーション上級指導士，三学会合同呼吸療法認定士のライセンスをお持ちで，**目に見えにくい「内部の障害」を浮き彫りにできる**スキルの持ち主です．

　余談ですが，東京理科大学で数学を専攻していたという医療職としては「異色の経歴」もお持ちで，また，10 章の最後のページに似顔絵がありますが俳優顔負けのイケメンです．もし私が知人から「内部障害リハができるよいところを知りませんか？」と聞かれたら，

真っ先に田屋先生を紹介する

ことでしょう．

　本書は，田屋先生の哲学，ご自身の研究によるエビデンス，リハの考え方と実践テクニックが非常にバランスよく述べられており，他のテキストでは学ぶことができない本音ベースの臨床エッセンスが満載されています．

　すでに内部障害リハを専門としている先生だけでなく，何を専門とするか迷っている方にも，ぜひ読んでいただければと思います．丸善出版による卓越したリライトやデザインによって，堅苦しい教科書とは全く異なる"手に取りやすい読みもの"となりました．そ

して，私の本音は，学生にこそ気軽に読んでいただき，この本によって，「内部障害リハの世界に一歩足を踏み入れてほしい」と願っていることです．きっと，皆さんの今後の羅針盤の1つとなってくれることでしょう．

最後にわれわれに素晴らしい企画を提案し，出版まで導いてくれた丸善出版の程田さん，堀内さんをはじめとするスタッフの方々にお礼を添えて，監修の序とします．

2018年11月吉日

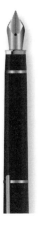

相澤 純也

著者序文

　今回，ドクター向けの臨床本『極論で語る』シリーズのリハ版をつくるという話を丸善出版よりいただき，『極めに・究める・内部障害』の執筆を依頼されました．これまでいち執筆者，いち編者として本の制作にたずさわったことはありましたが，丸々1冊を仕上げたことはありませんでした．そして，まだまだ若輩の私には，【極めに・究める】というフレーズに多大なプレッシャーを感じたのです．

　近年，内部障害領域にたずさわるリハビリテーション専門職（リハ専門職）は増加の一途をたどっています．これは，心不全，呼吸不全患者の増加や高齢化などの社会情勢により，内部障害のリハ対象者が増加してきたことが一因です．
　しかしそれだけではなく，さまざまな書籍，講習会，学会，ガイドラインが作成され，内部障害を勉強できる機会が増えてきたからだとも思います．私も「著述を通じて，そのような機会の提供に貢献したい」と考えました．

　また以前，「先達の者が20年かけて研鑽・研究したことを，後進の者が数年で継承し，残りの年月を次のステップに進むために精進すべきである」ということを聞いたことがあります．今回の仕事はまさに「それを体現すべきもの」と考え，執筆の話を受けさせていただきました．

すなわち，内部障害領域において，長年かけて構築されてきた諸先輩方の教えをもとに，自分が臨床に出て新しく学んだことを，

今まさに，かみ砕いて，後進に伝える

ことができるのではないかと思ったのです．

　本書は私の経験上，循環器疾患（心リハ）を中心とした内容になっています．しかし，心リハの診療は

多臓器との関連を診なければ歯が立ちません．

　近年の**超高齢社会の疾患背景として「重複障害」を有する**ことがほとんどです．そのため，疾患別のとらえ方から始まり，循環だけでなく多臓器との関連やアセスメントの方法，そして運動療法の方法や目標設定のポイントを記述しています．また，「臨床と研究」が私の永遠のテーマであることから，最終章に内部障害領域の研究も執筆しました．

　私の14年の臨床と研究活動で得た知識と経験を本書で表現してみました．ぜひ学生の皆さんや若手のPTなどのリハ専門職の方々に本書を手に取っていただきたいと思います．ここで得られた知識や気づきから，数年先には新しい発見や見解を記した成果が出ることを願っています．

最後に，本書の執筆を依頼してくださった監修の相澤純也先生，本業のお忙しいなか，わかりやすいイラストを描いてくださった近田光明先生，丸善出版企画・編集部の程田靖弘さんに，この場を借りて感謝申し上げます．

2018 年 11 月吉日

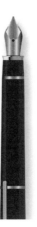

田屋　雅信

目 次

Chapter 1 虚血性心疾患は，新規発症の病変を防ぐ 1
—— 狭心症(75%以上狭窄)，心筋梗塞(100%狭窄)は関係ない
- 極める1 治療していない「他の血管」を見逃すな！
- 極める2 心リハの効果をみるときは「冠危険因子」を確認すべし
- 極める3 症状は胸の痛みだけじゃない
- 極める4 12誘導心電図の結果から障害を受けた血管と心臓の部位を探索せよ

Chapter 2 心不全は大元の病態を知り，リハ開始を判断する 18
- 極める1 心不全は「診断名」ではない，必ず基礎疾患がある
- 極める2 体重は体調のバロメーターである
- 極める3 薬物療法の変更を見逃すな！
- 極める4 運動中は「脈拍」だけみてもダメ

Chapter 3 大血管疾患は安静時の血圧だけをみるな！
末梢動脈疾患は，血流促進の運動を！ 36
- 極める1 安静時だけ血圧がよくてもダメ
- 極める2 とにかく「息こらえ」には注意すべし！
- 極める3 間欠性跛行にはトレッドミルしかない？
- 極める4 手術後は血流改善が障害となることもある

Chapter 4 心臓外科手術後のリハビリでは「術前」の病態から
「術後」を推察する 45
- 極める1 基礎疾患によって「術後の管理」が異なる
- 極める2 治療状況から心臓と肺の状態を予測せよ
- 極める3 酸素化障害は「呼吸介助」では解決しない

極める4　リハビリの時間以外も「体を起こす」よう働きかけるべし

Chapter 5 「循環」「呼吸」「代謝」は，生命維持の三役と心得る ·············· 61
　極める1　「心臓」「肺」「腎臓」は三権分立である
　極める2　心臓(循環)・肺(呼吸)・腎臓(代謝) の臓器連関を知る
　極める3　腎機能障害の原因は，腎臓だけではない(心腎連関を知る)

Chapter 6 HOT(ホット)では高CO_2血症に要注意!
　　　　　透析では「易疲労感」がキーとなる ·············· 71
　極める1　HOTでは，酸素の使用状況を確認する
　　　　　──「1日中?」「外出時?」「夜?」
　極める2　酸素投与器具による違いをマスターする
　極める3　運動中の酸素飽和度低下を見逃すな!
　極める4　「透析のない日に動けるかどうか…?」で腎臓リハは決まる

Chapter 7 客観的指標+主観的指標を使いこなす ·············· 83
　極める1　カルテだけで患者の状態を決めつけない
　極める2　最初のチェックは必ず血圧ではない
　　　　　──「聞いて」「見て」「触れて」「聴いて」
　極める3　高齢者にこそ，数値で表せる「客観的指標」を使おう
　極める4　心肺運動負荷試験は運動処方のためだけにあらず

Chapter 8 運動療法は，目的ごとに「有酸素運動」と「レジスタンストレーニング」
　　　　　に分け，早期に開始 ·············· 101
　極める1　運動機器を患者に合わせて選ぶ
　極める2　レジスタンストレーニングを早期に始めるべし!(目的別に種目を決める)
　極める3　リハビリ室で心電計を常に装着する必要はない
　極める4　リハビリ以外で活動量を増やそう

| Chapter9 | 生活リズムを考慮した達成できる目標設定で，寄り添う患者教育を ... 117 |

- 極める1　指導の前に，1日の生活リズムを聴取しよう
- 極める2　達成できる目標を設定しよう
- 極める3　「〜してはいけない」という指導では継続できない
- 極める4　「多職種による指導を守れているか」を確認しよう

| Chapter10 | 研究に基づく臨床を実践する ... 125 |

- 極める1　科学的根拠がある「評価」と「治療」を知り，患者への説明に活かす
- 極める2　主要な臨床研究疑問・仮説には，根拠を把握し答えられるようにしておく
- 極める3　他分野の評価や治療を取り入れる

COLUMN一覧

1. 患者指導なしで退院させない！　7
2. 静脈系と動脈系の違いは…？　24
3. 強心薬（カテコールアミン）投与中に…，運動してよい？　30
4. 大血管疾患の合併症，「PCD」と「脊髄梗塞」　40
5. 起こりうる合併症　51
6. 中心静脈圧の高低　59
7. 年齢に左右されるCrとeGFR　70
8. 呼吸不全とは…？　78
9. ATとは…？　98
10. 二重積（double product；DP）…？　100
11. 目的は「筋力」だけ？　111
12. やる気を出させるリハビリ　122

●イラスト：近田 光明

CHAPTER 1 虚血性心疾患は，新規発症の病変を防ぐ
―― 狭心症（75％以上狭窄），心筋梗塞（100％狭窄）は関係ない

- 極める1　治療していない「他の血管」を見逃すな！
- 極める2　心リハの効果をみるときは「冠危険因子」を確認すべし
- 極める3　症状は胸の痛みだけじゃない
- 極める4　12誘導心電図の結果から障害を受けた血管と心臓の部位を探索せよ

　「極めに・究める・リハビリテーション」シリーズ第3巻は「内部障害」です．内部障害と聞いて，率直なところ「内部にある障害は外側から目にみえにくいので，怖い」と思われた方も多いのではないでしょうか…．それが正直な感想と思います．リハビリの実臨床の現場で，このテーマほどここ数年注目をされているテーマはなく，また内部障害を抱えた患者に遭遇するケースも増えてきているでしょう．

　他方，教える側にしてみれば，「学校で厳密に教わったことがない」事例がほとんどのため，戦場ルポ同様，まさに現場で遭遇し蓄積した内部障害の事例から得られた教訓を用いて（出来立てほやほやの鮮度で）指導していくしかありません．

　でも「恐るることなかれ」です．筆者として自分が蓄積したノウハウを可能な限り，皆さんにお話したいと思います．もちろん一冊読めば，「卒業」できるほど，イージーなテーマではないのですが，本書を読めば，内部障害への苦手意識はぐ〜んと下がる（はず）です．

まずは，本論に入る前に

患者さんは皆，いくつもの疾患を抱えているのが常

ということを念頭におきましょう．「内部障害」の学習は，**患者さんが抱える複数の疾患を俯瞰する姿勢**を身につけることから始まります．

前置きが長くなりました．さぁ，これから本論に入りましょう．

極める1 》 治療していない「他の血管」を見逃すな！

人間のエンジンとなる心臓を動かすためにはガソリンにあたる酸素が必要です．心臓には大動脈から出ている3本の主要な冠動脈が酸素を供給しています（図1）．冠動脈は，右冠動脈（right coronary artery；RCA），左冠動脈（left coronary artery；LCA）[左前下行枝（left anterior descending arterybranch；LAD），左回旋枝（left circumflex artery；LCX）]からなります．LCAはLMT（left main trunk，左主幹部）からLAD，LCXに分かれており，LMTの病変は2本の冠動脈に障害を生じさせるため，心筋へのダメージも大きくなります．まずはこの構造を頭に入れておいてください．ちなみに心筋がダメージを受けた部位は**12誘導心電図**（図4）で大まかに確認できます（極める4へ）．

● 狭心症と心筋梗塞の違いは？

冠動脈が何らかの原因で狭くなり，心臓への酸素供給が障害される病気を**虚血性心疾患（ischemic heart disease；IHD）**と呼びます．虚血性心疾患は，さらに**狭心症（angina pectoris）**と**心筋梗塞（myocardial infarction；MI）**に分けられます．

狭心症は冠動脈が75％以上狭窄している状態です（図2）．75％以上の狭窄を「有意狭窄」と呼び，一般的に治療対象となります．心筋梗塞は冠動脈が突然，100％完全閉塞をした状態です．簡単にいえば，

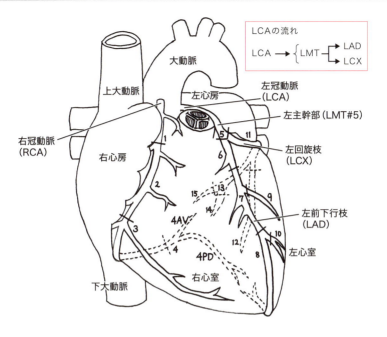

図1　冠動脈（心臓前面からみた配置）
胸部X線画像を前からみた位置関係と同じ．右心室のほうがやや前にあることは覚えておくとよい．「冠動脈の番号がだいたいどのあたりにあるか…？」で，「心筋のどの部位に障害がでるのか…？」を把握できる．RCA（#1～#4→右心室側の心臓の下壁から後壁），LMT（#5），LAD（#6～#10→左心室側の前壁，側壁，中隔），LCX（#11～#15→左心室側の側壁から後壁）．点線の血管は心房や心室の内側の血管を示している

「狭心症」は慢性的に存在し，「心筋梗塞」は急性発症する

という点で症状が異なってくるのです（表1）．

では，75％未満の狭窄は気にしなくてよいのでしょうか…？
答えは「No」です．

その答えは，虚血性心疾患治療の歴史が物語っています．

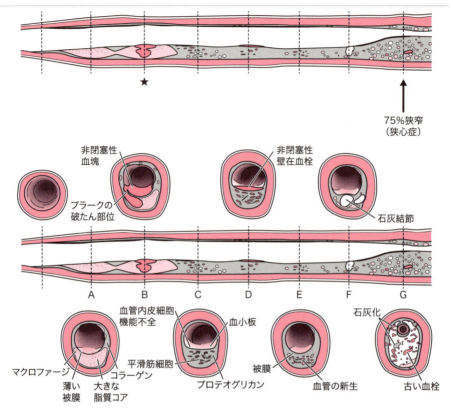

図2　動脈硬化病変

表1　狭心症と心筋梗塞の症状の違い

狭心症	心筋梗塞
● 階段昇降や急いで歩いたり走ったりする時などに，数分間の胸の痛みが起こる ● 寒暖差が生じる夜間・朝方のトイレ，入浴時に胸の痛みが生じる	● 安静時や運動時にもかかわらず，前胸部に突然の激痛が生じ，15分以上持続する ● 吐き気，動悸，息切れ，冷や汗，めまい，脱力感をともなう

虚血性心疾患治療の歴史

狭心症の治療として，**経皮的冠動脈インターベンション (percutaneous coronary intervention；PCI)** があります．PCIは血管にカテーテルを通す治療で，古くは血管の狭いところを風船で広げる手技があり，現在ではステントと呼ばれる金属を留置する手技で，血行を再建することが主流となっています．昔は金属だけでできたベアメタルステントを使用していましたが，異物に対して「血栓」などが生じてしまい，再び狭窄することが問題となりました．

そこで，再狭窄を起こさないステントが開発されました．それが**薬剤溶出型ステント (drug-eluting stent；DES)** です．「薬剤が塗られたステントを留置すること」と「抗血小板薬を服用すること」で，再狭窄を大幅に減少させることに成功し，今では硬く，蛇行している血管などにも対応できるように改良されています．しかし，心筋梗塞による死亡率を減らすには至っていません[1]．

ひと昔前は，冠動脈は，徐々に狭窄が進行して狭心症から心筋梗塞に進展していくものと考えられていました．ですが現在，心筋梗塞は「50％以下の狭窄」から急速に生じることがわかってきました[2]．

ここで，図2に戻りましょう．

まだ狭窄をしていない血管の外側にある組織がみえますね（図2の★印）．これは，コレステロール高値などの生活習慣病が十分に管理されていない（極める2参照）と生じる「プラーク」と呼ばれる脂肪に富んだ組織です．

❶ 血管に「プラーク」ができ始めると，
❷ 「異物」と勘違いしてマクロファージが浸潤し，
❸ プラークを覆う「膜が薄く」なってきます（不安定プラーク）．
❹ そこに血流の変化（血圧上昇）などの機械的刺激が加わると「裂開」し，
❺ 止血するために急激に血小板が凝集して「血栓」が生じることで，
❻ 血流の完全閉塞，すなわち「心筋梗塞」を発症するわけです．

このように治療した血管の再狭窄は防げても，新たに別の部位で心筋梗塞を起こすリスクは残存しているため，冠動脈の「他の血管の狭窄」を把握しておくことが重要なのです．

極めに究める Point 1
新しい心筋梗塞病変は，狭心症の症状がない「狭窄率 50% 以下の不安定プラークを有する血管」で発症する！

　この問題に対する治療は，

新たに発症する病変を防ぐ

ことです．それが「**心臓リハビリテーション（以下，心リハ）**」の役割といえます．つまり，心リハの主目的は，

> ❶ 安全で効果的な運動療法と，
> ❷ 生活習慣の是正による不安定プラークの安定化，
> ❸ 血管内皮の改善

になります．
　PCI を終え，症状がなくなれば，患者は根治したと思います．しかし，喉元過ぎればよいわけではなく，大事なことは再発を予防することです．治療した血管だけでなく，「その他の冠動脈に狭いところはないか…？」「不安定プラークはないか…？」を確認することが，リハビリテーション専門職（リハ専門職）に求められるのです．

COLUMN 1
患者指導なしで退院させない！

　虚血性心疾患の患者は，治療により症状がなくなると，いつもどおり動けるため，ついつい「完治した」と思い込み，ふだんの生活に戻ってしまいがちです．虚血性心疾患の再発リスクを高める生活習慣病（高血圧，脂質異常症，糖尿病など）は，「全く治っていない」ことを理解することが思いのほか難しいのです．なぜなら，そもそも「生活習慣病とは，症状のない病気」だからです．

　したがってリハ専門職としては，再発予防の重要性を入院中から説明し，退院後の生活習慣を改めるようにしていくことが重要なのです．しかし，近年の虚血性心疾患の入院期間は「重症化しなければ，治療後，すぐに退院」という傾向があります．なので，せめて入院中に患者が生活習慣に意識を向けられるようなきっかけをつくる働きかけをしましょう．

　いわずもがなですが，退院後の時間のほうが圧倒的に長いので，外来の心リハへの参加を促すようなシステムを多職種で協力して構築することが大切な仕事です．

極める 2 ≫ 心リハの効果をみるときは「冠危険因子」を確認すべし

　虚血性心疾患などの動脈硬化疾患は，**「冠危険因子」と呼ばれる合併症が必ず存在します**．「高血圧」「脂質異常症」「糖尿病」「肥満」「喫煙」「高尿酸血症」「運動不足」…，すなわち生活習慣病です．最近では，「慢性腎臓病」も追加されています．どの冠危険因子を有しているかを確認することは，心リハの現場では，血圧を測ることと同じように重要です．

● 冠危険因子があると「なぜいけないのか…？」

　冠危険因子とは，虚血性心疾患の発症リスクを上昇させる「生活習慣病」を指します．その発症リスクは 2^x 倍といわれています．Xは冠危険因子の数であり，指数関数的に虚血性心疾患の発症リスクが増加します．まずはこのことを患者にも理解してもらうことから始めましょう．そのためには発症前と治療後の採血結

果を確認する習慣をつけ，心リハの効果を確認する必要があります．
　それでは，主な冠危険因子と採血結果からわかる判断基準を1つひとつみていきましょう．

① 高血圧

　高血圧は心不全を生じさせる可能性があるため，虚血性心疾患では最も重要視される冠危険因子です．高血圧の基準を示します（表2）[3]．診察時と家庭での血圧は違うので，自宅でも血圧を測定し記録するように指導する必要があります．また，血圧は1日のなかで変動するため，診察や心リハの時に正常であっても，それ以外の時間帯で高血圧を呈する「**仮面高血圧**」をスクリーニングすることも重要です．24時間血圧を測定する検査はありますが，毎日行うことは難しいので，せめて早朝と夜間の血圧を測定するように指導します．
　高血圧の基本対策は減塩です．1日6g未満となるように管理栄養士と協力して指導していきましょう．

　さらに，もう1つ大事なチェックポイントとして，内服薬の有無が挙げられます．

表2　高血圧の基準（文献3）日本高血圧学会高血圧治療ガイドライン作成委員会（編集）：高血圧治療ガイドライン2014より）

	分類	収縮期血圧（mmHg）		拡張期血圧
正常	至適血圧	<120	かつ	<80
	正常血圧	120〜129	かつ/または	80〜84
	正常高値血圧	130〜139	かつ/または	85〜89
高血圧	Ⅰ度高血圧	140〜159	かつ/または	90〜99
	Ⅱ度高血圧	160〜179	かつ/または	100〜109
	Ⅲ度高血圧	≧180	かつ/または	≧110
	（孤立性）収縮期高血圧	≧140	かつ	<90

診察時血圧で評価する（家庭血圧は5 mmHg低めに設定する）

> **極めに究める Point 2**
> 内服治療中であれば,「いつ飲んでいるのか…?」,「飲み忘れはないか…?」を確認する.心リハ開始時にいつもより血圧が高ければ,寝不足や内服忘れの影響も考えられる

② 脂質異常症

　脂質異常症のコントロール不良は不安定プラークの生成を招きます.脂質管理の目標値を示します(表3)[4].HDL-C(高比重リポタンパクコレステロール)は,抗動脈硬化作用のあるコレステロールで,「善玉コレステロール」ともいわれます.HDL-Cは運動療法と食事療法(青魚,赤身の肉の摂取)で改善するといわれています.non-HDL-CはTG(トリグリセライド,中性脂肪)からHDL-Cを引いた値で,すべての動脈硬化を惹起するコレステロール値として,近年用いられています.もともとこの数値が異常に高い場合は,表3の脂質管理目標値を目指すのではなく,LDL-C(低比重リポタンパクコレステロール)低下率50%以上を目標としてもよいです.また,食後高血糖と同じように食後TG血症も重要視されており,この場合,食後1時間くらいに運動療法を行うことが大切です.

表3　脂質管理の目標値(文献4)日本動脈硬化学会(編):動脈硬化性疾患予防ガイドライン2017年版より)

治療方針の原則	管理区分	脂質管理目標値(mg/dL)			
		LDL-C	non-HDL-C	TG	HDL-C
●一次予防 まず生活習慣の改善を行ったあと,薬物療法の適用を考慮する	低リスク	<160	<190	<150	≧40
	中リスク	<140	<170		
●二次予防 生活習慣の是正と共に薬物治療を考慮する	高リスク	<120	<150		
	冠動脈疾患の既往	<100(<70)*	<130(<100)*		

空腹時の採血で評価する.LDL-C(低比重リポタンパクコレステロール),non-HDL-C(非高比重リポタンパクコレステロール),TG(トリグリセライド,中性脂肪),HDL-C(高比重リポタンパクコレステロール)
*家族性高コレステロール血症,急性冠症候群のときに考慮する

以前は，直接測定された LDL-C を採用していましたが，今では TC（総コレステロール）から **Friedewald の計算式**で算出することが一般的です．病院によっては LDL-C が測定値，計算値は c LDL-C となっているかもしれません（c＝calculated；計算された）．

> **極めに究める Point 3**
>
> LDL-C は，Friedewald の計算式：
> LDL-C＝TC－HDL-C－（TG/5）から算出する．
> HDL-C は運動療法で改善することを
> 患者にしっかりと説明する

③ 糖尿病

糖尿病は各種の血糖評価により区分されます（表4）．糖尿病治療では「**HbA1c＜7.0％**」を1つの目標とします．HbA1c とはヘモグロビンが血中の糖と結合したタンパク質です．余っている糖が多いと値が高くなり高血糖と判断されます．1～2カ月の血糖変動が反映されるので，採血直前に食事を制限してもこの値が下がることはありません．また，経口ブドウ糖負荷試験（oral glucose tolerance test；OGTT）で，「糖負荷後の高血糖（食後の高血糖）」の有無を判定できます．食後の高血糖は冠動脈疾患の発症リスクを増大させるため，食後 TG 血症と同様に，食後1時間くらいに運動療法を行うよう指導しましょう．

心リハにおいては高血糖の改善も重要ですが，逆に低血糖を頻回に起こすこと

表4　糖尿病の判定区分

区　分	検査値
糖尿病型	● 空腹時血糖値≧126 mg/dL ● 75 g 経口糖負荷試験（OGTT）2時間値≧200 mg/dL ● 随時血糖値≧200 mg/dL ● HbA1c（NGSP）≧6.5％
境界型	糖尿病型でも正常型でもないもの
正常型	空腹時血糖値＜110 mg/dL 　かつ OGTT 2時間値＜140 mg/dL

も「血管へのストレス」や「致死性不整脈」の発生につながります．①低血糖の経験，②低血糖を起こす可能性のある薬物治療（スルホニル尿素薬；SU薬），③インスリン量・投与時間帯を確認し，「ブドウ糖を常に携帯するなど」の低血糖対策指導に活かしていきましょう．

④ 肥　満

肥満は高血圧やインスリン抵抗性から「高血糖・糖尿病の発症」につながります．肥満（BMI＞25）を有していれば，BMI＜25を目指して指導することが考えられますが，過体重であればあるほど，減量目標は慎重に検討すべきです．なぜなら，目標が遠すぎると，ドロップアウトしやすい（諦めてしまう）からです．1 kgの減量には約5,000〜6,000 kcalのエネルギー消費が必要です．すなわち，エネルギー摂取と消費の差が1日−200 kcalで1カ月−6,000 kcalとなります．現実的な目標として1カ月に1 kgとし，

5カ月間の心リハで5 kgの減量を目標とする

とよいでしょう．

⑤ 喫　煙

喫煙者には禁煙の指導だけでなく，喫煙歴を確認したうえで，**慢性閉塞性肺疾患（chronic obstructive pulmonary disease；COPD）**の有無を確認し，運動中の酸素化障害も評価するように心がけます．

⑥ 慢性腎臓病

近年，慢性腎臓病〔eGFR（XXX）＜60 mL/分/1.73 m^{2}が3カ月続く〕が他の冠危険因子と共に動脈硬化のリスクを増大させるといわれています．慢性腎臓病の管理では，他の冠危険因子を改善することが重要とされています（表5）[5]．

冠危険因子を管理するためには，家族も含めたソーシャルサポートが大切です．また，冠危険因子の要素は職業の影響を受けるため，差支えない範囲で患者の生活背景を聴取しておきます．例えば，独身であれば「自炊しているのか」「外食が中心なのか」，夜勤の多い仕事であれば「食事時間が遅くなる」ことや「不規

則になる」ことがチェックポイントです．

> **表5　慢性腎臓病治療の目標値（文献5）より）**
>
> **虚血性心疾患の病態を評価する**
> - 血圧130/80 mmHg以下
> - HbA1c≦6.9%
> - LDL-C≦120 mg/dL

極める3 ≫ 症状は胸の痛みだけじゃない

　ところで皆さん，リハビリ中に胸の症状をどのように確認していますか…？
例えば，
　「胸が苦しいですか…？」
　でも，これだけでは患者の症状を評価できません．
　虚血性心疾患には「**関連痛**」という症状があります．冠動脈の障害により心筋に酸素が供給されないことで心臓由来の痛覚範囲に症状が出現します．胸の症状（絞扼感，痛み）だけでなく，歯の痛み，腕の痛みがそれにあたります（図3）．なので，「実際にどのような症状が生じたのか…？」を聴取することが重要になります．
　さらに，「心筋梗塞発症前に心当たりのある症状があったか」，あるいは「全く前触れがなかったか」を聴取することで，「虚血がいつから生じていたのか…？」を評価することができます．
　糖尿病のコントロールが悪い患者は，感覚障害を合併することが多いため，このような症状が全くない無症候性狭心症・心筋梗塞を呈することがあります．この場合は症状の確認だけでなく，心機能を心電図で定期的に検査する必要があります．

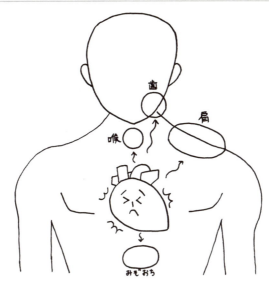

図3　関連痛
例えば，狭心症の場合，肩，腕，腹部，喉，歯などに関連痛が出現する

> **極める4** ≫ 12誘導心電図の結果から
> 障害を受けた血管と心臓の部位を探索せよ

　極める1でも言及しましたが，心筋虚血を詳細に評価するには「**12誘導心電図**」が必須です（図4）．12誘導でなければ「心臓のどの部位に機能異常が生じているのか…？」がわからないからです（表6）．

　12誘導心電図の「Ⅱ，Ⅲ，aV$_F$」は下に向かう電位を測定しています．すなわち，心臓の下壁の異常を測定しています．下壁は「RCA」が支配する領域なので，ここの病変が疑われるということになります．同様に「LAD」は前壁の異常なので，胸部誘導「V1〜V6」の心電図変化としてあらわれ，「LCX」は側壁なので，「V5〜V6」と「aV$_L$」の変化としてあらわれます．

　この誘導と異常部位の関係には個人差がありますが，12誘導心電図の結果から異常が生じた誘導と，障害を受けた血管がわかります．ちなみに虚血性心疾患では心電図上，ST変化が生じ，「**ST低下＝狭心症，ST上昇＝心筋梗塞**」と判

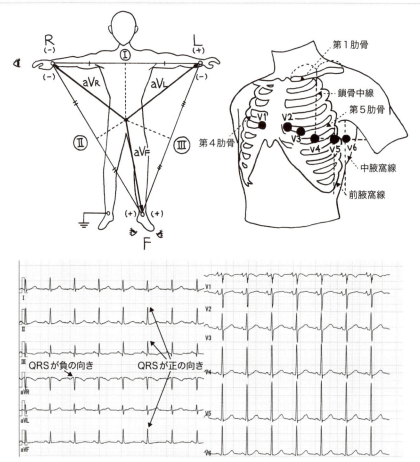

図4 12誘導心電図の捉え方（上・左），電極の装着位置（上・右），12誘導心電図（下）
胸部誘導は胸骨柄から第2肋骨を確認し，そこから第4-5肋間を探し当てる．下図の矢印の終点から心臓の動きをみている状態を考えてみる．Ⅱ，Ⅲ，aVF誘導は心臓刺激伝導が終点側に向かってくるためQRSの向きが正となり，aVR誘導は遠ざかっていく方向からみているのでQRSは負の向きとなる

断できます．

　12誘導とは異なり，病棟で一般的に用いられる心電図は単純なものです（図5）．この心電図では心機能を細かく評価できないことを前提として，心リハを進めることが大切です．このような心電図では不整脈や心拍数上昇を評価することが中心となります．ST変化だけではなく，心筋虚血にともなう**心室性期外収縮（premature ventricular contraction；PVC）増加，心室頻拍（ventricular**

表6 12誘導心電図変化を生じた誘導と心筋障害の部位

誘導	前壁中隔	広範前壁中隔	高位側壁	側壁	下壁	右室
I		○	○	○		
aV_L		○	○	○		
II					○	○
III					○	○
aV_F					○	○
V1	○	○				(○)
V2	○	○				
V3	○	○				
V4	○	○				
V5		○		○		
V6		○		○		
LAD	←——————————————→		
LCX			←——————————→		
RCA					←————→	

LAD(left anterior descending arterybranch, 左前下行枝), LCX(left circumflex artery, 左回旋枝), RCA(right coronary artery, 右冠動脈)

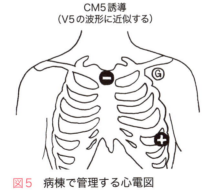

図5 病棟で管理する心電図

tachycardia；VT)，**心拍数上昇**にも注意しましょう．

　一方，心電図の変化に敏感になり，過度な不安を訴える患者は少なくありません．リハビリ中に心電図上の問題がなければ，医師と相談し心電図計を外すことを検討し，心電図モニターに依存することがないように配慮することも，意外と重要です．

心リハ中の異常所見

　心リハ中にわれわれが異常所見を見逃さないことはもちろん大切ですが，患者自身が異常に気づき，われわれに訴えることができるということも大切です．

　では，その異常とは何か…？　いつもと違う脈や現象を生じることです．「いつもはリズムが整っているのに，今日のリハビリ中は脈が乱れている」「自転車エルゴメータやトレッドミルにある脈拍センサーがいつもと違う反応しない」などです．その場合は改めて心電図（特に症状があれば，12誘導心電図）を装着し，評価するように心がけましょう．

　私はリハビリ中に不整脈による心イベントを何度か経験したことがあります．その一例を紹介します．糖尿病を合併し無症候性狭心症を有した患者で，定期的なカテーテル検査により有意狭窄がその都度みつかり，何度もPCIを行って，治療後に心リハを再開しました．

　ある日，いつものように外来心リハで運動をしていましたが，「トレッドミルの脈拍センサーがいつもと違う反応しない」との訴えがありました．脈を触診し，通常ならば洞調律であった脈に不整を認めたので，すぐに運動を中止しました．その後，心電図装着と血圧測定を行おうとした矢先に意識を失いショック状態となりました．結果として，急性心筋梗塞の発症による心室頻拍を合併し，そのまま冠疾患集中治療室（coronary care unit；CCU）に搬送されました．心電図モニタリングを外しても，患者自身でも異常に気づき，訴える習慣が身についていたことで早めに対応ができた症例でした．

極めに究めると，こんなことができる！

1. 治療した血管以外の狭窄率50%以下の血管も確認し，運動や生活習慣の是正について指導できる
2. 冠危険因子を常に評価し，患者にフィードバックできる
3. 日常生活を見据えて，心電図を外して運動できることを体験させる
4. 心電図モニタリングをしなくても「異常の早期発見」ができる

● 文献

1) Holmes DR Jr, Leon MB, et al: Analysis of 1-Year Clinical Outcomes in the SIRIUS Trial：A Randomized Trial of a Sirolimus-Eluting Stent Versus a Standard Stent in Patients at High Risk for Coronary Restenosis. Circulation. 2004 Feb 10；109 (5)：634-40.
2) Fuster V, Badimon L, et al: The pathogenesis of coronary artery disease and the acute coronary syndrome. N Engl J Med. 1992 Jan 23；326 (4)：242-50.
3) 日本高血圧学会高血圧治療ガイドライン作成委員会 (編集)：高血圧治療ガイドライン2014．日本高血圧学会，2014；19 (http://www.jpnsh.jp/data/jsh2014/jsh2014v1_1.pdf)．
4) 日本動脈硬化学会 (編)：動脈硬化性疾患予防ガイドライン2017年版．日本動脈硬化学会，2017；54．
5) Chronic Kidney Disease Prognosis Consortium, Matsushita K, et al: Association of estimated glomerular filtration rate and albuminuria with all-cause and cardiovascular mortality in general population cohorts：a collaborative meta-analysis. Lancet 2010 Jun 12；375 (9731)：2073-81.

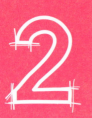

心不全は大元の病態を知り，リハ開始を判断する

- 極める1 心不全は「診断名」ではない，必ず基礎疾患がある
- 極める2 体重は体調のバロメーターである
- 極める3 薬物療法の変更を見逃すな！
- 極める4 運動中は「脈拍」だけみてもダメ

極める1 ≫ 心不全は「診断名」ではない，必ず基礎疾患がある

　いきなりですが，**心不全**（heart failure；HF）は，ある一定の症状を認めますが，

診断名ではなく症候群です．

なので，心不全の原因となる「基礎疾患」が必ずあります．心不全の患者が入院した場合，医師は基礎心疾患を特定する検査をしていきます．
　まずは，心不全の病態とその理解に不可欠な「収縮不全と拡張不全」「左心不全と右心不全」のポイントを押さえておきましょう．

❶ 収縮不全と拡張不全

　心臓は血液を臓器に送るためのポンプです．心臓が障害を受け，ポンプ機能が低下し，血液（酸素）を送り出せなくなる状態（心拍出量低下）が，心不全です．心不全では，心臓の基礎疾患が大元にあり，その影響で臓器不全を起こします．心不全には，

> ① **左室駆出率**（left ventricular ejection fraction；LVEF）が **40％未満に低下した心不全**（heart failure with reduced ejection fraction；HFrEF）と
> ② LVEF が **50％以上に保持された心不全**（heart failure with preserved ejection fraction；HFpEF）
> ③ LVEF が **40〜49％のあいだで軽度低下した心不全**（heart failure with mid-range EF；HFmrEF）

があります．①は「**収縮不全**」，②は「**拡張不全**」とも呼びます．昔は主に収縮不全に対して「心リハ」を行っていましたが，今では心臓の拡張機能が低下する拡張不全の病態にも（心リハの）スポットがあたってきています．

　致死性や頻脈性の不整脈リスクは前に述べた HFrEF で高く，LVEF30％未満の重症な収縮不全ではさらに高まります．骨格筋への血流が不足するため，容易に筋が疲労し，息切れも生じやすくなります．

　拡張不全は高齢者に多く，循環器専門病院だけでなく地域の一般病院のスタッフも担当することが多いでしょう．加齢にともない心筋の間質が線維化し，脂肪組織が増加することが，拡張不全の主な原因です．高齢者は高血圧性心疾患や大動脈弁狭窄症を有することが多く，左室の壁が厚くなっているため，心臓が拡張しづらくなっています．左室が拡張しづらいことで，左房が代償的により強く収縮したり，心拍数を増加させ代償するようになります．拡張不全患者が心房細動になると，左房が機能不全となり，容易に心不全状態になるので注意が必要です．頻脈になりやすいことも念頭に入れておきましょう（4 章の図 5 参照）．

❷ 左心不全と右心不全

　心不全には，「**左心不全**」と「**右心不全**」（両方であれば「**両心不全**」）という病態

があります．肺循環，体循環を思い出しましょう（図1）．左心室が障害を受けると，全身の臓器に血液を供給することが難しくなります．そのため，左心室の先にある脳，消化器，腎臓，骨格筋への血流が低下し，これらの臓器が機能不全を起こします．そこで血液量を増やすためにさまざまな代償機構（①神経体液性因子の変化，②前負荷の増大による心拍出量の増加，③心室肥大による収縮能の増大）が働くわけですが，それが破綻すると，左心房，肺静脈に負担がかかり（圧が上昇し），肺がうっ血してきます．ここまでくると，肺のガス交換に影響がでて，酸素化が障害されるわけです（図2）．

さらに進行すると，今度は肺動脈の圧も上昇し，右心室にも負担がかかるため，代償が効かなくなり，「右心不全」となります．右心室の負担により全身の静脈系がむくむため，下腿浮腫に代表される全身の浮腫（体うっ血）が生じます．

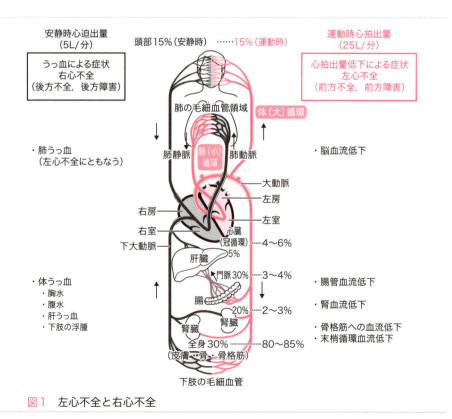

図1　左心不全と右心不全

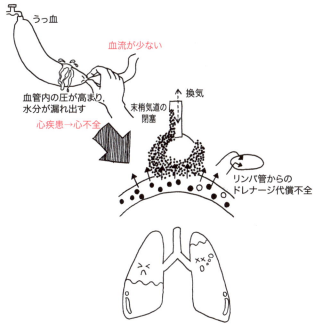

図2 左心不全からの肺うっ血（肺水腫）

このように右心不全は，左心不全に付随して生じることが多いのですが，右室心筋梗塞や肺高血圧（肺動脈の高血圧）によって，右心に障害や過負担がかかると，右心不全のみ生じることもあります．

左心不全と右心不全の症状と所見を表1にまとめてみました．

表1 左心不全と右心不全の症状と所見

左心不全		
肺うっ血	症状	呼吸困難，息切れ，頻呼吸，起坐呼吸
	所見	湿性ラ音，喘鳴，ピンク色泡沫状痰
低心拍出症候群	症状	意識障害，不穏
	所見	冷汗，四肢チアノーゼ，低血圧，乏尿，身の置き場がない様相
右心不全		
体うっ血	症状	右季肋部痛，食欲不振，腹満感，易疲労感
	所見	肝腫大，肝胆道系酵素の上昇，頸静脈怒張，下腿浮腫

❸ **基礎疾患により心不全のとらえ方が変わる**

　収縮不全をきたす心疾患は左心不全が主となります．心筋梗塞や拡張型心筋症は心筋の収縮能を低下させ，収縮不全を招きます．

　一方，高血圧性心疾患，大動脈弁狭窄症，肥大型心筋症は心筋が厚くなることで拡張しづらくなり，拡張不全をきたします．つまり，

> **心機能障害により体の臓器に異常をきたした病態が心不全なのです**（図3, 4[1]）．

　おわかりいただけましたか…？　そして，心機能障害により直接的に心拍出量が低下するだけでなく，自律神経活性の異常や細胞の代謝障害，そして炎症性サイトカインの出現により骨格筋機能が障害されます．これらは，心機能障害と互いに影響し合い，心不全をさらに悪化させます．

　心リハは，これらの障害を改善させる効果があり，薬物療法と併用することで予後を改善させます．

　そのため心リハでは，それぞれの病態を評価することで「理学療法を進めてよいか」「やめたほうがよいか」などの判断が可能になります．

極めに究める Point 1

- 心不全への心リハには，薬物療法との併用で予後を改善させる効果がある
- 心リハの際は，心不全の大元の基礎疾患（病態）を評価することで，リハ実施の是非を判断できる

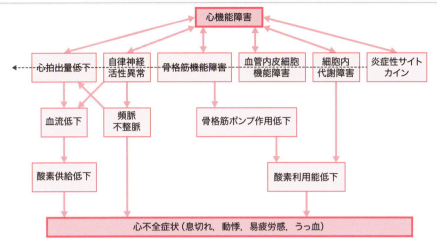

図3 心機能障害から心不全症状への機序
炎症性サイトカインはすべての障害を悪化させる

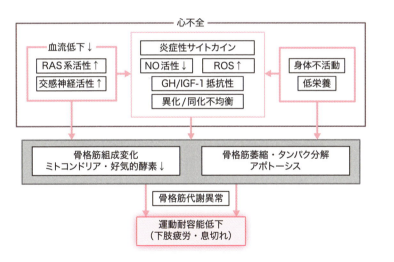

図4 慢性心不全患者の運動耐容能低下の原因
RAS（レニン・アンジオテンシン），NO（一酸化窒素），ROS（酸化ストレス），GH/IGF-1（成長ホルモン/インスリン様成長因子1）

COLUMN 2
静脈系と動脈系の違いは…？

「静脈は量の血管」「動脈は圧の血管」といわれます．

百聞は一見にしかず．超音波検査機器（エコー）が身近にあれば，頸部にあててみてください．強く押し当ててつぶれた血管が頸静脈です．静脈は弁があり血液量が多ければパンパンに張ってきます．それが限界を迎えると血管の外に水分が漏れ出し，浮腫として確認できるわけです．

一方，動脈は圧を発生させる血管であり，血圧を測定できる血管です．頸動脈はエコーを強く押し当てても静脈のようにつぶれません．

以上を踏まえると右心不全は静脈系で浮腫（うっ血），左心不全は動脈系で血圧の低下（低灌流障害）が生じるわけです（極める2のNohria-Stevenson分類へ）．

極める2 ≫ 体重は体調のバロメーターである

心不全患者の前に立ったときに，皆さんは，まず何を評価するでしょうか…？

ROM（関節可動域）？ MMT（徒手筋力テスト）？
いや，その前に，
患者の心不全状態を把握する

ことから始めましょう．フィジカルアセスメントを駆使して心不全状態を把握する習慣をつけてほしいのです．いわずもがな，フィジカルアセスメントとは，「問診」「視診」「触診」「聴診」のことです（7章参照）．

実際に患者と対面する前には，カルテや検査所見から客観的な情報を収集し，患者の状況を予測しておきましょう．ここでとりわけ重要な情報は「体重」です．

えっ，なぜですか？
それは，体重が「うっ血所見」をあらわすからです．

 なので，入院時から心リハ開始時までの体重の増減，また，日による変動もチェックしておきます．
　ここで活用するのが，心不全の症状を判定できる**Nohria-Stevenson分類**です（図5，表2)[2]．これはすぐれものですからぜひ活用してください（使えますよ）．
　この分類では，うっ血所見（左心不全は「肺うっ血」，右心不全は「体うっ血」）の有無により，心不全の状態が確認できます．
　実際に患者と対面したら，次の極めに究めるPoint 2も含めてフィジカルアセスメントを行い，心リハの禁忌に該当していないか，事前に収集した情報と乖離がないかを確認することが肝要です（表3）．

極めに究める Point 2

急性期では；
- 「昨日と比べてどうか…？（daily monitoring）」
- 「外来や在宅では数日あるいは数週間・1カ月前と比べてどうか…？（weekly monitoring・monthly monitoring）」を確認する

さらには
- 「治療（薬物療法など）が変わってどうか…？」
- 「運動時にあらわれる所見はないか…？」
についても評価する

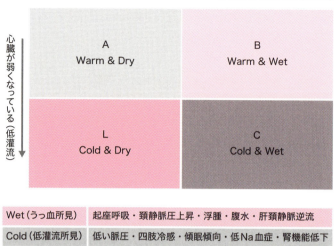

図5 Nohria-Stevenson分類(文献2)より

Wet(うっ血所見)	起座呼吸・頸静脈圧上昇・浮腫・腹水・肝頸静脈逆流
Cold(低灌流所見)	低い脈圧・四肢冷感・傾眠傾向・低Na血症・腎機能低下

表2 心不全に対する理学療法進行基準(文献2)より

Nohria-Stevenson分類の所見	状態
うっ血所見	✓ 体重増加(浮腫も含む):1週間で2kg以上の増加がない ✓ 運動を行ったその日の利尿減少や翌日の体重増加,夜間の息切れ感の出現がない ✓ BNPの増加:前回より100 pg/mL以上の増加がない(病態による) ✓ $SpO_2 < 91\%$
低灌流所見	✓ 腎機能の悪化:Cr(クレアチニン)>2.5 mg/dLではない ✓ 運動時の血圧低下:収縮期血圧80 mmHg未満にならない ✓ 安静時の心拍数:100拍/分以上にならない ✓ 運動時の心拍数:120拍/分以上にならない ✓ 四肢の冷感が悪化してない
その他	安静時息切れの増悪なし

表3　心不全に対する理学療法開始前の評価

項目		問診・フィジカルアセスメント（日常や前日との比較が重要）
両方の所見		☐ 尿量が少なくなっているかどうか？（利尿状況）
うっ血所見	肺うっ血	☐ 眠れているかどうか？（起座呼吸，寝不足による交感神経活性の亢進）
		☐ 咳や痰が増えてないか？（肺うっ血，感冒症状）
		☐ 労作時息切れが強くないかどうか？（PCWPの上昇）
	体うっ血	☐ 食欲が落ちていないかどうか？（腸管浮腫，栄養状態）
		☐ 手足のむくみが悪化してないかどうか？（浮腫）
		☐ 同姿勢で頚静脈が怒張していないか？（頚静脈圧上昇）
		☐ 腹部が張っていないか？（腹水，肝うっ血）
低灌流所見		☐ 手足が冷たくないか？（低灌流所見）
		☐ めまいがしないか？（低灌流所見，低血圧）
		☐ 全身の倦怠感がないかどうか？（低Na血症）
		☐ 動悸がしないかどうか？（交感神経活性の亢進，貧血，不整脈）

PCWP (pulmonary capillary wedge pressure，肺動脈楔入圧)

極める3 》》 薬物療法の変更を見逃すな！

　薬物療法や検査値から患者の状態を把握することが苦手なリハ専門職は少なくないでしょう．しかし心不全のリハでは，このスキルは不可欠です．順をおって説明しましょう．まず，心不全の治療は「薬物療法」と「非薬物療法」に分けられます．非薬物療法としては運動療法などの理学療法が主に挙げられますが，運動療法を行うにあたっては，薬物療法の内容を無視することはできません．

　なので，理学療法士などのリハ専門職は，心不全に対する薬物療法の流れを知っておく必要があるのです．薬物療法の主目的は体液調整と心保護にあり，治療は心不全の病期によって異なります（図6）．つまり，

> ❶ 急性期では強心薬により心臓に鞭を打ち，
> ❷ 血行動態や臓器保護がなされてくると強心薬を徐々に減らし，
> ❸ 心臓を保護するβ遮断薬が導入され，
> ❹ それにともない，理学療法の内容も進行していきます
>   （図7）

　一方で，薬物療法と非薬物療法を駆使しても心不全の悪化をくり返してしまう「重症心不全」も存在します（図8）．治療のゴールは心臓移植となりますが，実際にはすべての心不全患者が移植術を受けられるわけではありません．こうしたことからも「重症心不全」へのアプローチは，心リハの腕の見せどころでもあると考えています．重症心不全はちょっとしたストレス（表4）で再発をくり返してしまうことから，フィジカルアセスメントを駆使して介入することがより重要です．

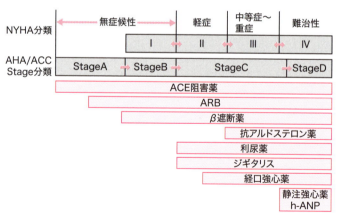

図6　心不全の重症度からみた薬物治療指針
StageA；心不全のリスクが高いが構造的心疾患や心不全症状がない．StageB；構造的心疾患はあるが心不全の徴候がない．StageC；構造的心疾患と共に心不全症状の既往または現症がある．StageD；特殊な介入を要する難治性心不全．NYHA；New York Heart Association，ニューヨーク心臓協会．AHA/ACC；American Heart Association，米国心臓病学会/American College of Cardiology，米国循環器学会）

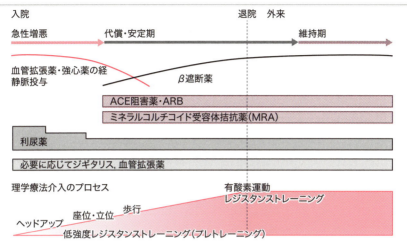

図7 心不全治療の治療経過と理学療法

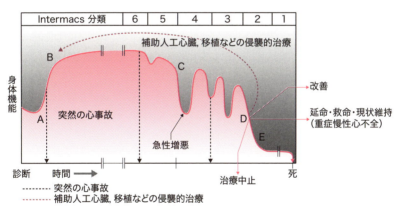

図8 心不全の病態経過

Intermacs分類:本分類では重症心不全といえるNYHAIVをさらに重症度で分けている。1に近づくほど心臓移植に向けた補助人工心臓によるサポートが早期に必要となる状態。例えば、Dの状況で補助人工心臓を装着すればBの状態に回復することができるが、機能回復には装着後のリハビリが重要となる

表4 心不全悪化の原因

個人的な原因	医学的な原因
● 塩分（6g未満），水分制限が守れない ● 薬を飲み忘れる，中断してしまう ● 動き過ぎる（過労） ● ストレス（精神的） ● 嗜好品（喫煙，アルコール）	● 感染症（風邪，インフルエンザ，肺炎） ● 不整脈 ● 心筋虚血（狭心症発作） ● 高血圧 ● 貧血

COLUMN 3

強心薬（カテコールアミン）投与中に…，運動してよい？

　強心薬の投与中は，心臓に鞭を打っている状況といえます．当然，その状況で運動しすぎると，心不全が悪化してしまうことがあります．心リハの内容は各施設で医師と相談しながら決めるとよいでしょう（表5）．基本的な考え方として，強心薬が徐々に減っているときは運動量を増やし，短期間で増量されてしまった場合には運動負荷を上げないほうがよいでしょう．

表5 強心薬投与状況による心リハ内容

強心薬	目的		理学療法
ノルエピネフリン	昇圧（強力）		中止またはヘッドアップ，関節運動
ドパミン	昇圧（5〜10 μg/kg/分＝γ以下）		ベッド上〜端座位
	利尿促進（3γ以下）		歩行
ドブタミン	肺毛細血管拡張・心収縮力増強	10γ以下	ベッド上〜端座位
		3γ以下	歩行

極める 4 ≫ 運動中は「脈拍」だけみてもダメ

心疾患に対する運動療法は，脈拍（心拍数）で運動負荷の許容量や，身体にかかっている負荷強度を判断し，処方されることが一般的です．脈拍は心不全の重要な評価指数です．

では，なぜ脈が速くなるとだめなのでしょうか…？　それは，

Frank-Staringの法則[3]を復習すればわかります（図9）

その仕組みは，こうです．左心室が大動脈に駆出しなければならない血液量を「前負荷」といいます．体循環で戻ってきた血液量が左心室に充満し心室拡張末期容積が増すほど，1回拍出量が増加します．しかし，心不全になると収縮力が低下するので，前負荷に耐えられなくなり，1回拍出量を増やせなくなり，その代償として，心拍数が増加するのです．そして心拍数が上昇すると，左心室に充満する血液量が減ってしまうので，こんどは1回拍出量は低下し，結果として心拍出量は低下してしまうのです．すなわち，心拍出量が増加できないと，「脈拍を増加する」しかないのです．

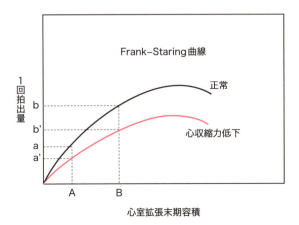

図9　Frank-Staringの法則

具体的には，心拍数は110拍/分を超えると，心拍出量が低下するといわれています[4]．運動中に110拍/分を超えた場合は「血圧の低下」や「息切れ」に注意しましょう．

　心不全が軽減され，β遮断薬の投与が始まると，脈拍が落ち着いてきて，運動による脈拍上昇も抑えられます．

　ところで，脈拍をコントロールする薬物が投与されているときは，脈拍だけをみていればよいのでしょうか…？

答えは No です．

　脈拍だけ考えると，薬によりそれが抑えられていれば，運動強度をどんどん上げられるように思いますが，心臓自体には大きく負担をかけてしまうことになります．

　運動負荷とそれに対する反応の大事な指標となるのは「息切れ感」です．主観的で抽象的な指標ですが，非常に重要です．息切れのレベルを数値化する際はBorg scale を利用します．この評価で押さえておきたい注意点は，我慢強い患者は息切れを「過小評価」し，メンタル的に落ち込んでいるような患者は「過大評価」とするいうことです．

　次に重要なチェックポイントは，

運動中に「会話ができるかどうか…？」

です．運動中に何気ない話でもいいので患者と話してください．患者の側にいて無言でリハをしているような PT はいないかもしれませんが，戦略的に会話をしている PT は少ないと思います．会話がしずらくなったら息切れのせいかもしれません．もし，会話が途切れて息切れを確認したら休憩をとるか，運動の強度を落としましょう（歩行速度を落とす，マシンの負荷を下げる，などです）．

極めに究める Point 3

運動中は「脈拍」だけでなく，「息切れ感」にも注意．
患者との会話の円滑度も重要なチェックポイント

最後に体重管理のポイントを紹介して，本章をしめくくりたいと思います．

グラム単位で変わる「体重」管理

　うっ血所見は，「体重増加（尿量減少）」や「息切れ」でとらえることができます．心不全が重症化するとグラム単位で体重を管理しなくてはいけません．ほんの少しの体重増加で，うっ血が悪化したと判断され，体重が減ると心拍出量の低下につながってしまうからです．医師と相談しながら患者のベスト体重で管理することが重要です．

　①入院時，②リハ開始時，③退院時，それぞれの体重を必ず確認しましょう．基本的に入院後はうっ血を改善させるべく，利尿剤や減塩食で体の水分量を減らすように治療・管理されるため退院時には体重が減少します．入院中は減塩食で管理されるため，食事による水分貯留は起こりにくいです．しかし，退院後は元の食生活に戻り体重は増えやすいので，外来でしっかり管理しなければなりません．

　心不全患者には，入院中から看護師や管理栄養士と協力して指導し，退院後も心リハに通うことを必ず勧めましょう．遠方に住んでおり，リハのためだけに通えない方でも月に1回診察があれば，そのときにリハビリを行うことで「心不全徴候がないか…？」をリハの視点で評価することができます．これも，心リハの大切な役割です．

　実際，このような管理で，心不全の悪化に早めに気づき，重症化することなく対応できた症例を筆者は多く経験しています．
　心不全治療は入院中だけでなく，退院後を見据えてアプローチしましょう．

心不全の運動療法は，欧州心臓病学会（European Society of Cardiology；ESC）のガイドライン[5]に沿って，プレトレーニングから開始し，有酸素運動，レジスタンストレーニングに加え，その他のトレーニング（インターバルトレーニング，呼吸筋トレーニング）をオプションとしてつけていく流れがよいと思います．プレトレーニングは比較的軽いの自重運動（カーフレイズ，スクワット）から開始し，表2，3の評価で悪化がなければ，次の段階（有酸素運動と40％1RM以上のレジスタンストレーニング）に進めていきます．ウェイトマシンのない施設で筋力を鍛えたい場合には，インターバルトレーニング[6]がおすすめです．呼吸筋の低下に対しては，呼吸筋トレーニング[7]が有効でしょう．

極めに究めると，こんなことができる！

1. 心不全の病態を理解できる
2. 「問診」「視診」「触診」「聴診」＋「体重チェック」で心不全の病態がさらに理解できる
3. 一に「脈拍」，二に「息切れ」，三に「会話」をチェックすることで運動を調節できる
4. 1〜3を毎日行い経時的に患者の状態を把握でき，安全にリハを進められる

●文献

1) 沖田孝一,絹川真太郎,他:心不全における骨格筋異常と筋仮説.循環器内科 2011；69：275-85.
2) Nohria A, Tsang SW, et al: Clinical assessment identifies hemodynamic profiles that predict outcomes in patients admitted with heart failure. J Am Coll Cardiol 2003 May 21；41 (10): 1797-804.
3) Starling F: Zur Dynamik des herzmuskels. Z Biol 1895；32：370-437.
4) Inagaki M, Yokota M et al: Impaired Force-Frequency Relations in Patients With Hypertensive Left Ventricular Hypertrophy A Possible Physiological Marker of the Transition From Physiological to Pathological Hypertrophy. Circulation. 1999 Apr 13；99 (14)：1822-30.
5) Piepoli MF, Conraads V, et al: Exercise training in heart failure：from theory to practice. A consensus document of the Heart Failure Association and European Association for cardiovascular prevention and rehabilitation. Eur J Heart Fail. 2011 Apr；13 (4)：347-57.
6) Taya M, Amiya E, et al: High-intensity aerobic interval training can lead to improvement in skeletal muscle power among in-hospital patients with advanced heart failure. Heart Vessels. 2018 Jan 15.
7) Winkelmann ER, Chiappa GR, et al: Addition of inspiratory muscle training to aerobic training improves cardiorespiratory responses to exercise in patients with heart failure and inspiratory muscle weakness. Am Heart J. 2009 Nov；158 (5)：768.e1-7.

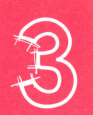

CHAPTER 3 大血管疾患は安静時の血圧だけをみるな！末梢動脈疾患は，血流促進の運動を！

極める1　安静時だけ血圧がよくてもダメ
極める2　とにかく「息こらえ」には注意すべし！
極める3　間欠性跛行にはトレッドミルしかない？
極める4　手術後は血流改善が障害となることもある

極める1 ≫ 安静時だけ血圧がよくてもダメ

　大血管疾患は，「**紡錘状大動脈瘤**」と「**解離性大動脈瘤**」に大きく分けられます．ほかに，カテーテルなどによる血管侵襲にともなう「**仮性瘤**」もありますが，本書では，上述の2つについて述べます（図1）．

　大血管疾患は，遺伝性のマルファン症候群を除けば，主に高血圧を背景とした生活習慣病の結果といえます．病態によって，❶保存治療か，❷手術療法が選ばれますが，どちらの治療でも収縮期血圧をターゲットに降圧治療を行います．『大動脈瘤・大動脈解離診断ガイドライン（2011年改訂版）』[1]では，「安静時の収取期血圧を130 mmHg未満」に抑えることが目標とされ，かつこの血圧のラインがリハビリ開始基準にもなっています．実際には，労作時や運動時に血圧が上昇してしまう患者も多くいるため，「安静時収縮期血圧＜130 mmHg」に加えて，

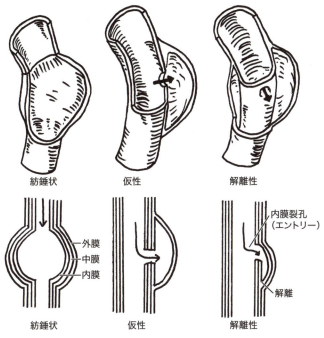

図1　大動脈瘤の種類

運動時収縮期血圧＜150 mmHg

を基本として医師と相談しながら管理していきます．

❶ 保存療法

　前述のガイドラインでは，血管破裂や臓器虚血などの合併症を起こす可能性のある病態の有無で，2つのリハビリコース（「短期」と「標準」）に分けられます．どちらのコースも500 m歩行を達成したら退院となりますが，スケジュールは短期で約2週間，標準で約3週間となっています．

　急性大動脈解離の合併症は，発症後4〜24日に認めることが多いとされています．偽腔開存型で真腔の大きさが1/4以下（裂けた血管腔の大きさが3/4以

上）の場合，真腔からの血流が不足し，虚血性の多臓器不全（腸管壊死，腎不全など）が起こりやすくなります．

偽腔閉塞型**潰瘍様突出像**（ulcer like projection；ULP，図2）を有する場合，真腔から偽腔への再開通が出現しやすくなります．加えて，大動脈径が40 mm以上の場合，血液を融解し，固める現象（線溶凝固系）の異常が遷延し破裂リスクが高まるため，これらの病態を呈する症例は標準リハビリコースの対象となり，それ以外の軽症例は短期リハビリコースとなります．

具体的には，ヘッドアップから端座位，立位，車椅子移乗，歩行（50～500 m）を段階的に進めます．実際にはその日ごとに医師と相談しながら安静度を上げて離床を進めることが多いです．次のステップに進めるまでの日数はコースによって異なります．

なお，大動脈径が50 mm以上の症例や，血液凝固の役割を果たしたフィブリンが分解されるときの老廃物であるフィブリノゲン分解産物（FDP）が40 μg/mL以上に上昇し，線溶凝固系が異常な症例では，（保存的な内科治療が初期方針であっても）破裂リスクが高く，いずれのリハビリコースも「適応外」となります．この場合，ガイドラインでは「個別に対応する必要がある」とだけ書いてあるので，血圧上限，安静度について主治医の指示を仰ぎながら慎重に離床させ

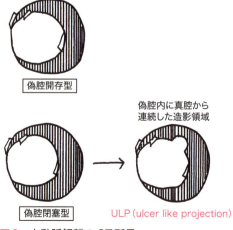

図2　大動脈解離のCT所見

ましょう．

❷ 手術療法

　人工血管置換術のような大血管手術後の離床プログラムは，『心血管疾患におけるリハビリテーションに関するガイドライン（2012年改訂版）』[2]によると，残存解離の有無や手術部位により，アプローチが異なります．施設によっては術式に関係なく，心臓外科手術後の離床プログラムを用いる場合もあるので，ここでも主治医と相談することが重要です．

　術後はCTをとりながらフォローアップし，人工血管からの「血流のリーク（漏れ）」や「残存瘤の拡大」がないことを確認します．運動療法は，このような問題がないことをチェックしてから始めましょう．緊急手術後や，重篤な合併症（脳梗塞，脊髄梗塞）を認めた場合は，通常の離床プログラムではなく，障害に応じた日常生活活動（ADL）練習を含めた理学療法を行っていきます．

　運動療法では「他部位に残存瘤・残存解離があるかどうか…？」で，アプローチが変わってきます．一般的に残存瘤・残存解離があると運動療法はしません．しかし，残存瘤・残存解離がある場合でも，特に若年者で復職できないことにより，社会的・経済的理由でQOLが低下してしまう症例では，血圧がコントロール（「安静時収縮期血圧＜130 mmHg」「運動時収縮期血圧＜150 mmHg」）されていれば，医師の許可を得て運動療法が指導されます．

　高齢者で運動療法を行えない場合は，日常生活が安全に行える程度の運動耐容能（階段昇降が息切れなく可能）を獲得できるようにリハビリを継続します．

　大血管手術の対象となる患者では，緊急手術後や手術後に人工呼吸器による管理が長引いている重症例が多いため，術後のリハビリが長期化しやすく，運動療法を順調にステップアップできる症例は少ないです．手術後は脳梗塞，脊髄梗塞のほか，腸管や下肢に再灌流障害を合併することがあります．下肢の再灌流障害は，骨格筋の運動麻痺を招くことがあるため，下肢筋群の筋力をチェックして障害のレベルや回復の推移を確認する必要があります．

COLUMN 4
大血管疾患の合併症，「PCD」と「脊髄梗塞」

　大血管疾患によく合併する障害に，分枝動脈の狭窄・閉塞による**末梢循環障害（peripheral circulatory disturbance；PCD）**があります．これは，血管の分枝から血液供給を受けている臓器の循環が障害されることで生じます．四肢や臓器の虚血によりさまざまな障害が出ます．血流障害をきたしやすい血管には，総腸骨動脈，腕頭動脈，左総頸動脈，腎動脈，左鎖骨下動脈，腹腔動脈，上腸間膜動脈，冠動脈があり，これらの灌流領域にある臓器が不全状態となります．

　脳や心臓だけでなく，脊髄の合併症も少なくありません．大動脈からの直接分枝である肋間動脈や腰動脈の分枝のうち，胸椎下部から腰椎上部において前脊髄動脈につながる分枝はAdamkiewicz（アダムキュービッツ）動脈と呼ばれ，この箇所が障害されると，「脊髄梗塞」となり，対麻痺が生じます．脊髄上部は主に椎骨動脈の分枝の血流によって栄養されていますが，この部位が障害されることはあまりないです．

極める2 ≫ とにかく「息こらえ」には注意すべし！

　大血管疾患だけでなく，すべての内部障害で禁忌とされるのは**「息こらえ」**です．なぜなら，

「息こらえ」をすると，血圧が上昇する

からです．では，どういうメカニズムで血圧が上がるのでしょうか…？

　まず，息こらえにより胸腔の内圧が上昇すると，血液が心臓に戻ってこれなくなるので，静脈還流量が減少します．血圧が低下するため，交感神経が刺激され，代償的に「心拍数の上昇（頻脈）」や「末梢血管の収縮」が生じ，その後，頸動脈洞による反応性の血圧上昇が生じます．これを**バルサルバ効果**と呼びます．この状態で，息こらえをやめると，静脈還流量が急に上昇することで心拍出量が

増加し，再度血圧が上昇したのち，迷走神経刺激による血圧低下や徐脈が生じてしまうのです．ゆえに，

息こらえ自体を防がなければなりません．

　息こらえをしやすい動作は，重いものをもち上げるなどの筋の等尺性収縮を要する動作です．バルサルバ効果による一時的な筋力アップが，職業や生活によって必要なこともありますが，血圧変動をコントロールするためには動作中に呼吸をして息こらえを避けるよう指導したほうがよいでしょう．

　ほかには，排便の際にもいきむことで血圧が上昇しやすいです．過度ないきみにつながる便秘の有無をチェックすることは意外に大事です．

極める3 ≫ 間欠性跛行にはトレッドミルしかない？

　代表的な**末梢動脈疾患（peripheral arterial disease；PAD）**である，**下肢閉塞性動脈硬化症（arteriosclerosis obliterans；ASO）**に特徴的な症状として，「間欠性跛行」というものがあります．

　間欠性跛行とは，下肢の動脈硬化により歩行中に下腿三頭筋の痛みが生じることです．休憩をすることですぐに回復し，再度歩くことができます．連続でどのくらい歩けるかを聴取しましょう．ASOの有無を簡単に評価するには，**足関節上腕血圧比（ankle brachial index；ABI）**が有効です（図3）．上肢に対する下肢の血圧比をみるもので，障害されている下肢は血流が少なく血圧が低下するため，ABIが低くなります．

　間欠性跛行には，「歩行」や「カーフレイズ」による運動が効果的といわれています．下腿三頭筋の収縮・弛緩により，血流が促進されるからです．そのため，リハビリでは「トレッドミル歩行」を中心に運動療法が組み立てられます．しかし，トレッドミルは高価で場所もとるため，リハビリ室に必ずあるとは限りません．

　では，「エルゴメータ（固定自転車）を使えばよいのでは…？

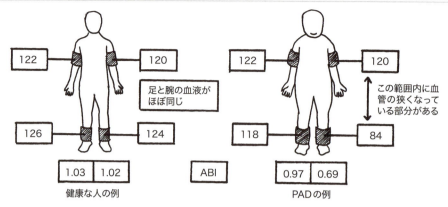

図3　足関節上腕血圧比（ABI）
PAD（末梢動脈疾患）

　確かに，トレッドミル歩行が最も推奨されています[3]．（が，しかし）下肢血流の増加，筋代謝や末梢神経機能の改善によって，間欠性跛行の症状は改善しうるので，エルゴメータ運動でも十分に効果があると，私は考えており，間欠性跛行によりトレッドミルで十分な歩行時間がとれない症例に適していると思います．

> **エルゴメータ運動による改善例**
>
> 　私が担当した ASO の患者は，ABI が右 0.96，左 0.40 であり，造影 CT では，左総腸骨動脈が完全閉塞，浅大腿動脈から左膝窩動脈が完全閉塞していました．保存療法が選択され，外来にて運動療法を開始しました．1回30分のエルゴメータ運動を週に 2〜3回行い，リハビリ以外ではウォーキングを少しずつ行うように指導しました．
>
> 　5カ月後，ABI は 1.07/0.57 と増大し，間欠性跛行も改善し，30分のウォーキングが可能となりました．エルゴメータ運動とウォーキングを併用することが成功のカギだったのかもしれません．

極める4 » 手術後は血流改善が障害となることもある

　血管疾患では，「腸骨動脈の狭窄による下肢の虚血」，ときに「大動脈の狭窄や血栓閉塞による下肢の脈拍消失や虚血」が問題となります．他の臓器の虚血も合併している場合が多いので，虚血による障害をしっかりと評価しましょう．

　血管疾患においては，「血流の回復」が治療の大きな目的です．しかし，しばらく血流が不足していたところに，血流が増せば，すべての問題が解決されると思いますか？　実際は，血流が不足していたことでその末端の組織が壊死していることも想定され，その場合は**再灌流障害**に注意しなければいけないのです．

　下肢であれば，筋への血流が急に増えることで筋が膨張し，筋を包んでいる筋膜が耐え切れなくなるという**コンパートメント症候群**が生じることがあります．
　ASOにおけるコンパートメント症候群は，バイパス術後や大動脈解離術後に起きることがあります．大動脈解離で偽腔の拡大により下肢の動脈の真腔が圧迫されていた場合，手術によって真腔側の虚血が解除されると，今まで阻血状態にあった筋への血流が急に増加してしまうのです．
　むくみ（浮腫）のチェックにとどまらず，コンパートメント症候群の徴候を必ず確認しましょう．

> **極めに究める Point 1**
> コンパートメント症候群のスクリーニングでは，
> ①疼痛，②運動麻痺，③知覚異常，④腫脹，
> ⑤脈拍喪失，⑥蒼白等をチェックする
> （①と②が評価しやすい）

極めに究めると、こんなことができる！

1. 治療方針によってプログラムを決め，運動時の血圧管理ができる
2. 患者背景から「息こらえ」が生じやすい動作，状況を把握できる
3. 運動療法を駆使して，間欠性跛行を改善できる
4. 局所の血管だけでなく，全身の血管や臓器状態を推察できる

● 文献

1) 日本循環器学会，日本医学放射線学会，他: 循環器病の診断と治療に関するガイドライン（2010年度合同研究班報告），大動脈瘤・大動脈解離診療ガイドライン（2011年改訂版）．2011．
2) 日本循環器学会，日本冠疾患学会，他: 循環器病の診断と治療に関するガイドライン（2011年度合同研究班報告）心血管疾患におけるリハビリテーションに関するガイドライン（2012年改訂版）．2012．
3) Norgren L, Hiatt WR, et al: Inter-Society Consensus for the Management of Peripheral Arterial Disease (TASC II). J Vasc Surg. 2007 Jan; 45 Suppl S: S5-67.

CHAPTER 4 心臓外科手術後のリハビリでは「術前」の病態から「術後」を推察する

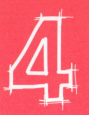

極める1　基礎疾患によって「術後の管理」が異なる
極める2　治療状況から心臓と肺の状態を予測せよ
極める3　酸素化障害は「呼吸介助」では解決しない
極める4　リハビリの時間以外も「体を起こす」よう働きかけるべし

極める1 ≫ 基礎疾患によって「術後の管理」が異なる

　近年，心臓外科手術後のリハビリは手術の低侵襲化と術後管理の進歩により早期化されています．『心血管疾患におけるリハビリテーションに関するガイドライン（2012年改訂版）』[1]に準じて，超急性期から離床を段階的に進めることが推奨されています．本邦の多施設共同研究では，約8割の患者で術後4日目に100m歩行ができ，病棟内歩行が自立しています[2]．

　しかし，手術後の離床プログラムは決められていても，術前の基礎疾患や状況によって術後管理が異なるので，基礎疾患を把握したうえでリハビリを進めるべきです．

　では，やや専門的な話になりますが，少しお付き合いください．

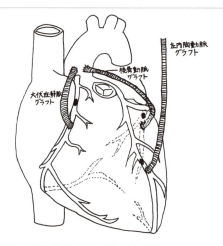

図1 冠動脈バイパス術(CABG)
点線の血管は心房や心室の内側の血管を示している

● 狭心症？or 心筋梗塞？

　冠動脈バイパス術 [coronary artery bypass graft surgery；CABG (図1)，オフポンプ冠動脈バイパス術 off-pump CABG；OPCAB，] の主な適応は，「狭心症 (3枝病変)」と「心筋梗塞」です．近年，CABGのなかでも人工心肺を用いない OPCAB の割合が増加しています．OPCAB の利点は周術期の合併症が少ないことです．その理由として，

> ❶ 手術中の上行大動脈への大動脈遮断鉗子（クランプ）(図2) がないため脳血管障害が少ない
> ❷ 人工心肺使用にともなう炎症惹起物質（白血球など）の活性化による全身臓器の炎症反応がない
> ❸ 血球細胞の破壊や消費，免疫能の低下などが抑えられる

ことが挙げられています．合併症が少ないことで ICU 在室期間や在院日数が短縮し，リハビリを早期に進めることができます[3]．

　狭心症 (angina pectoris) であれば，術前には心筋の障害が少なかったと考えられます．心収縮能がよい場合，術後の管理は強心薬よりも高血圧に対する血

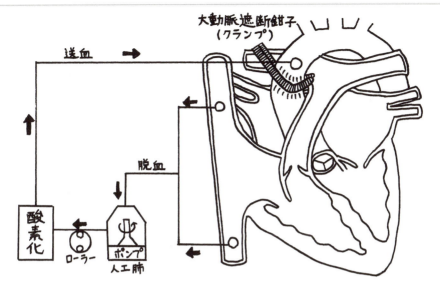

図2 人工心肺を使用したCABG
大動脈を遮断してCABGを行い，手術後遮断を解除する際，血栓が飛んでしまうこともあるため，上行大動脈の状態（石灰化などの動脈硬化がないか）については術前から精査される

管拡張薬を要することが多いです．血管拡張薬は，静脈血管拡張作用のため，前負荷や心拍出量の低下にともなう頻脈を生じさせることがあります．そのため，高血圧と頻脈（ときに心房細動）に有効であるβ遮断薬が早期に投与されることもあります．

心筋梗塞（myocardial infarction；MI） がベースにある場合には，梗塞病変の心筋障害によりLVEF（左室駆出率）が低く，心機能が低下していることが多いです．術前からLVEFが40％未満の症例では，術後の心不全に注意が必要です．MIに対する緊急手術後は，血行動態が不安定になり気絶心筋を有するため，**大動脈バルーン・パンピング（intra-aortic balloon pumping；IABP）** などの機械的補助により冠灌流を改善させるように管理されます．心収縮能が低い場合，心室性の不整脈が発生しやすいので，抗不整脈薬の投与の有無を確認しましょう．

また，バイパスに使用されたグラフトの採取部を確認します．**大伏在静脈（great saphenous vein）** を採取した側では，下腿の浮腫が長引きやすいです（図3）．

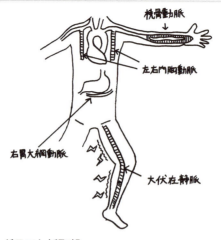

図3　グラフト採取部
大伏在静脈は大腿や下腿に創部ができ，痛みや浮腫が遷延することがある

● 各弁膜症による術後の違いは？

　CABGは，PCI（経皮冠動脈インターベンション）の発展にともない手術件数が減少していますが，一方で，心臓弁膜症は先天性のものから高齢者に生じるものまであるため，その手術については術前の病態を含めて押さえておく必要があります．

　術式は，「**弁置換術**（生体弁，機械弁）」と「**弁形成術**」に分かれます．術後は血栓形成を防ぐためワルファリンの服用が必要です．弁置換術（生体弁）と弁形成術のあとはワルファリンの服用が一時的（約3カ月間）ですが，弁置換術（機械弁）のあとはワルファリンを一生服用しなければならないため，内服のコンプライアンスがより重要です．PT-INR（プロトロンビン時間国際標準比）を確認し，ワルファリンコントロールが十分であるか（一般的に2.0〜3.0）を確認しましょう．PT-INRが延長（3.0以上）した場合には「出血傾向」に注意します．

　弁形成術（特に僧帽弁形成術）は，弁尖切除縫合部の裂開や人工腱索の断裂など修復部の損傷を防ぐために，過度な運動負荷による血圧上昇は禁忌とし，収縮期血圧が120 mmHg以下になるよう管理しましょう．

　ここで心臓弁膜症を理解するために，次のカルテ風の記事でその「病態」をおさらいしておきます（図4）．

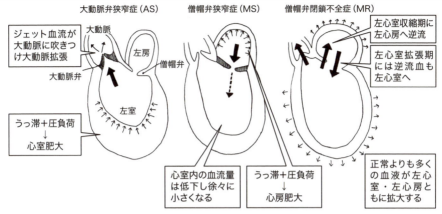

図4 閉鎖不全症による心腔や大動脈の大きさの変化

心臓弁膜症の「病態」

❶ 僧帽弁狭窄症（mitral stenosis；MS）

　MSは，左房径の拡大により術前から心房細動を有していることが多いです．また，術後に心房細動，粗動が新たに発症することが多く，この場合は治療により回復するまで，「リハビリを一時休止」しなければなりません．

❷ 僧帽弁閉鎖不全症（mitral regurgitation；MR）

　僧帽弁から血液が逆流することで，左心室が膨張している（左室径が拡大している）ことが多いです．左室内腔が拡大しているため，術後は積極的に除水します．通常は左心室が収縮すると，大動脈に一方通行のように血液が流れますが，MRがあると，血液は大動脈だけでなく，左心房にも逆流してしまいます．大動脈への血流は末梢の血管抵抗がありますが，MRによる逆流のほうは抵抗が少ないため，左心室はかえって収縮しやすく

なっています．収縮しやすいということはLVEFが大きくなることと同じことなので，術前はLVEFが高値を示し過大評価されています．術後はMRが改善されているため，大動脈への血流のみとなり，本来の心臓の収縮機能を評価できるようになります．そのため、術前よりも術後のLVEFが低くなることがありますが，本来の収縮機能が評価されただけであり「心機能が低下したわけではない」と解釈できます．

❸ 大動脈弁狭窄症（aortic stenosis；AS）

　以前は二尖弁などの先天性要因によるASが多かったのですが，近年は弁の石灰化など加齢変化にともなう要因が増加しており，高齢者で多くなっています．ASでは，左室心筋が強く血液を押し出そうとするため，左室心筋が徐々に肥大します（心筋が厚くなる）．心筋が厚くなると，心臓が拡張しづらくなるため，拡張障害を評価することが必要です．左心室が拡張しづらいことで，左心房が代償的により収縮することや心拍出量を心拍数増加で代償するようになります．拡張不全患者が心房細動になると，左心房が機能不全となり心不全をきたしやすくなるので要注意です．頻脈になりやすいことも，念頭にいれる必要があります（図5）．術後の管理としては左心室内腔が狭いため，MRと違い，除水はゆるやかに行われます．理学療法士（PT）は，点滴を含む投与された水分と排出された尿量のin-outバランス（あるいは体重の推移）をチェックするよう心がけましょう．

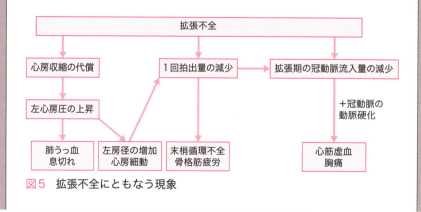

図5　拡張不全にともなう現象

❹ 三尖弁逆流症 (tricuspid regurgitation；TR)

　三尖弁は右心房と右心室のあいだにある弁で，TRにより右心不全を起こします．TRは左心側の弁膜症に付随して生じることが多いため，追加で弁形成術が行われることがあります．術前から右心不全を呈していることが多く，術後は肺血管抵抗を下げるようにリハビリでも管理します．右心不全によるうっ血により，「体うっ血で胸水」「頚静脈の怒張」「腸管浮腫」「下腿浮腫」が出現します．三尖弁圧較差 (TRPG) は肺動脈圧を推定でき，基準値は15～25 mmHgです．肺高血圧や三尖弁閉鎖不全症などで高値となるため，安静時の頚静脈怒張に加え，運動時に頚静脈の怒張や拍動が出現するかどうかを確認しましょう．

　以上，術前の状況は術後の急性期だけでなく，在宅でも重要な情報となるため，リハビリを進めるうえで知っておかなければならない「術前の基礎疾患や状況」「術後の留意点」を述べてみました．

COLUMN 5

起こりうる合併症

　術後の離床プログラムは合併症（表1）[4]により大きく遅れてしまいます．合併症には離床自体を中止するべき重篤なものが少なくなく，これらが認められた場合には，主治医に「リハビリの可否」や「再開のタイミング」について確認します．

　術後離床プログラムが中止とならないまでも遅延させる因子としては，心不全の遷延・増悪，（新たな）不整脈，労作時息切れ，感染（熱発）など自覚症状をともなう異常が多いです．

　また，心筋や骨格筋の侵襲によりCK（クレアチンキナーゼ）が上昇することが少なくありません．CK-MB（クレアチンキナーゼMB分画）が上昇していれば，心筋虚血や周術期心筋梗塞も疑われます．このようなケースでは，直近の12誘導心電図も含め，リハビリ前に確認が必要です．

表1　周術期合併症の症状と評価（文献4）より

合併症	症 状	評価，状態
心筋虚血，周術期心筋梗塞	胸痛	12誘導心電図，CKならびにCK-MBの上昇，CAGなど
不整脈		心電図など
胸骨創感染		創の状態，胸部CT（胸骨縫合部），CRP，WBCなど
心膜炎		心膜摩擦音，12誘導心電図など
気胸		皮下気種，X線，胸部CTなど
肺炎		X線，胸部CT，CRP，WBCなど
肺塞栓		肺血流シンチ，ヘリカルCTなど
胃食道逆流		胃カメラなど
胸膜，肺の問題	息切れ 酸素化障害	痰の貯留，気胸，肺炎，気管支攣縮，胸水の増加，肺塞栓
心臓，肺の問題		急性心筋虚血・梗塞，心タンポナーデ，弁膜症や中隔欠損の再発，過剰輸液，重篤な拡張機能障害，心房性・心室性頻脈性不整脈
代謝性アシドーシス，LOS		血液ガス[BE，Lac（乳酸値）]，乏尿，心原性ショック
敗血症		培養検査，ARDSの合併の有無など
無気肺，肺炎	発熱	胸部CT，X線など
尿路感染症		尿検査など
創部感染（縦隔炎など）		培養検査，胸部CTなど
薬物性の発熱		WBC，薬物療法の変更後の評価など
副鼻腔炎		頭部CTなど
腹腔内の病変		腹部CTなど
心内膜炎（人工弁）		経食道心エコー法など
褥瘡		視診
深部静脈血栓症，肺塞栓		下腿浮腫・疼痛，肺血流シンチ，ヘリカルCTなど
心膜切開後症候群		心膜炎の有無

CK（クレアチンキナーゼ），CK-MB（クレアチンキナーゼMB分画），CAG（冠動脈造影検査），CRP（C反応性タンパク），WBC（白血球数），LOS（低心拍出量症候群），ARDS（急性呼吸窮迫症候群）

極める 2 » 治療状況から心臓と肺の状態を予測せよ

　さて，心臓外科手術を要する基礎疾患をみっちり学んだところで，術後のリハ開始前に病態をどのように推定するか話します．術後の病態は **Forrester の病型分類**（図6）で推定し，視診，触診などの実際のフィジカルアセスメントで **Nohria-Stevenson の分類**（2章，図5）に当てはめて評価することをルーチンとして身につけてください．この評価の流れは，「心臓外科手術後の心リハ評価の根底を担っている」といっても過言ではありません．

● Forrester の病型分類と Nohria-Stevenson の分類

　Forrester の病型分類は右心カテーテル，いわゆる「スワンガンツカテーテル」検査の実測値による分類です．術後数日のあいだでスワンガンツカテーテルを留置している場合は，検査結果で病態を把握し，抜去後は薬物などによる治療状況から病態を推測していきます．

　心係数（cardiac index；CI）は心拍出量を体表面積で除した値で，基準値は 2.5〜4.0 L/分/m^2 です．肺動脈楔入圧（pulmonary capillary wedge pressure；PCWP）は 12 mmHg 以上で異常とされ，18 mmHg 以上で肺うっ血が始まってしまいます．術後は心不全の有無にかかわらず，心ポンプ機能が低下しており，主要な臓器の虚血が起こらないよう末梢血管が収縮している状態（心臓が弱っている）にあり，強心薬の投与が必要になる場合があります．

　低心拍出量症候群（Low cardiac output syndrome；LOS）となり，強心薬であるカテコールアミンが多量投与されている状況（「Forrester 分類Ⅳ群」）では，血圧低下，乏尿だけでなく，代謝性アシドーシス，末梢循環不全，チアノーゼが生じます．なので，リハビリを進めるときには「手足の冷感」や「眼瞼結膜」を含む**血色（チアノーゼ）**を評価します．そして，LOS の改善にともない，「強心薬の投与が減ってきているか」「末梢循環不全が改善してきているか」を毎日チェックしましょう．

　術後は大量の輸液により体がむくんでいるので，「尿量が保たれ，体重が減ってきているか…？」を確認し，うっ血が改善してきているかを評価します．

　すなわち，術後も心不全と同様に Nohria-Stevenson の分類[5]における低灌

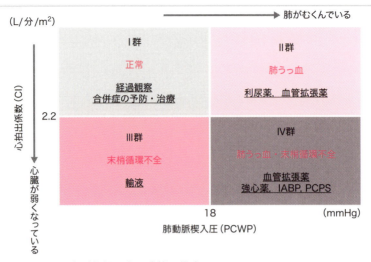

図6 Forrester の病型分類による病態の推定
赤字：状態，黒字：治療．右下の状態になればなるほど重症となり，薬物だけでなく機械的な補助循環が必要となる．前日よりもⅣ群の右下に移行するようであれば，リハビリの進行をストップすることも検討しなければならない．術後の回復と共に強心薬を離脱し肺うっ血が改善すれば，Ⅰ群へ移動しリハビリを強化できる．IABS (intra aortic balloon pumping, 大動脈バルーンパンピング)，PCPS (percutaneous cardiopulmonary supports, 経皮的心肺補助法)

流所見，うっ血所見を評価することが重要なのです（2章の極める2参照）．

　一方，術前から心不全がある場合は，術後に強心薬を長期間投与されることが多いです．よって，LOSでの代謝性アシドーシスの有無をみるために，血液ガスの乳酸の上昇がないかを確認しましょう．代謝性アシドーシスに傾くと，強心薬の効果が弱まり，手が冷たくなるなどの末梢循環障害や食欲不振，吐き気などを訴えます．乳酸値が高ければ必ず問診，触診等で自覚症状を確認し，前日から悪化しているようならば「リハビリを次のステップに進めない」ことが基本です．また，体重や尿量の推移をみながらうっ血所見についても評価していきましょう（2章，表2参照）．

極めに究める Point 1　術前からの心不全の有無もチェックする

> **極める3** >> 酸素化障害は「呼吸介助」では解決しない

　心臓外科手術後は血圧が低いなどの「循環障害」だけでなく，酸素化が障害される「呼吸障害」を呈することが多いです．そこで「酸素化障害がなぜ生じているのか…？」をきちんとアセスメントをすることが第一関門となります．

● 「酸素化障害の原因は何か…？」を探り，体位を変えよう

　無気肺（胸水による受動無気肺，臥床による下側肺障害）は酸素化障害の主な原因です（図7）．このような原因をもち，端座位や立位がとれない場合，背もたれを起こしヘッドアップすることで呼吸を楽にすることができます（図8）．

　しかし，心臓由来（肺うっ血，肺水腫，胸水）の酸素化障害では水分が引けないと呼吸の改善はあまり期待できません．でも，水分が引けるのをただ待っているだけではだめです．体を起こしてあげて，呼吸が少しでも楽になる姿勢をとらせてあげましょう．上にある肺部分が膨らみやすいという特性を利用して，「右無気肺であれば，（右側の肺が上になる）左下側臥位」をとらせます．

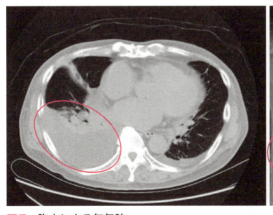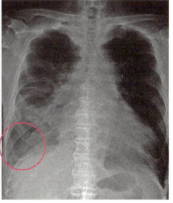

図7　胸水による無気肺

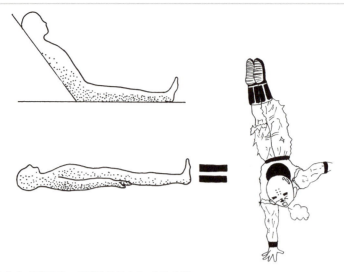

図8 背もたれを利用して呼吸をラクにする方法
仰臥位では全身かつ背側に血流がたまるので,うっ血していると「背側無気肺が生じやすい＝逆立ちした状態で呼吸している」のと同じとなる.ヘッドアップすることで血流を尾側へ移動することができ,換気を促すことができる

　全身の水分バランスはICUにいれば,時間単位で尿量や輸液量,すなわちin-outバランスからわかります.中心静脈圧(central venous pressure；CVP)からも水分バランスを確認できます.「out」より「in」が多くなるプラスバランスでは体がむくむため,（肺または体の）うっ血所見を評価して,前日よりも悪化していないかをチェックしましょう.

　痰の貯留による酸素化障害であれば,体位を変えて排痰を促し改善させます.離床と共に**アクティブサイクル呼吸法**(active cycle breathing techniques；ACBT,図9)を指導するとよいでしょう.

　それではおさらいとして,次のカルテ風記事で術前・術後の呼吸練習の流れを紹介します.

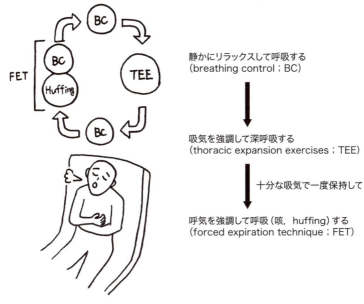

図9 アクティブサイクル呼吸法（ACBT）
huffing（強く息を吐く）

術前・術後の呼吸練習の流れ

❶ 術前の呼吸練習

- まずは安静時や深呼吸時の呼吸パターン（上部・下部胸式呼吸，腹式呼吸）を観察します．
- 過度に胸をひろげて呼吸する胸式呼吸パターンの場合，無理に腹式呼吸を練習するのではなく，まずは下部の胸式呼吸を意識させます．
- 慢性閉塞性肺疾患（COPDなど）を合併している場合は，横隔膜が平坦化し，上部胸式呼吸パターンになりますが，無理に呼吸パターンを変えようとせずリラックスした呼吸を心がけてもらいます．
- 咳嗽（せき）は両腕を胸の前で組んで，術創部の保護を想定して練習します．

- そして ACBT を練習します．
- 1 セット 10 回の深呼吸を 1 時間に 1 セットの頻度で自主的にできるよう指導しておきましょう．

❷ 術後の呼吸練習

手術後に意識レベルが低下していなければ，深呼吸や咳嗽を自分で練習できるように促します．

a) 心機能が十分に改善していない，利尿が進んでいない状態（肺うっ血，肺水腫）で酸素化能が悪い場合
- 換気血流不均衡（特に下側肺障害），手術後心拡大や胸水貯留による受動無気肺の解消によって酸素化能を改善したい．
  →手術後の心機能，肺うっ血の回復（利尿の促進）を優先している状況では，血行動態を観察しながら離床あるいはヘッドアップや体位ドレナージ（側臥位，シムス位，腹臥位）を行います．

b) 気道内分泌物貯留によって無気肺を合併し，酸素化能が悪い場合
- 無気肺や肺炎などの呼吸器合併症を改善したい．
  →早期離床および排痰手技（ACBT など）を駆使します．術後の心機能の回復経過をみながら早期に離床させ，排痰・換気を促進し，酸素化能を改善させます．

c) 創部の痛みが強い場合
  →胸帯で創部を保護し深呼吸をさせながら咳嗽するよう指導します（図 10）．

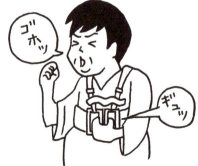

図10　胸帯を掴みながら咳嗽する

COLUMN 6
中心静脈圧の高低

中心静脈圧（CVP）は，右心房圧（RA圧）と胸腔内大静脈圧を反映しています．術後，体に水分が多い状況（肺がむくんでいる）であれば肺血管の圧力が上昇するので，肺に血流を送り出している右心室も圧力が上昇し，CVPが「高値」となります．正常値は4〜8 cmH$_2$O（3〜7 mmHg）です．CVPが「高値＝水分が多い」という理屈から，浮腫などの右心不全症状を評価し，逆に「CVP低値＝水分が少ない」ので，脱水や出血所見に注意しましょう．

極める4 » リハビリの時間以外も「体を起こす」よう働きかけるべし

一般的にリハビリの時間は20分〜40分です．
では，この時間だけ，「起きる」，「歩く」を練習すればよいのでしょうか？

当たり前ですが，答えはNoです．

リハビリ中だけ体を動かし，残り23時間ベッドにいれば，リハビリの効果は「無い」といってもいい過ぎではありません．

術後，入院中に獲得できる歩数が少ないこと（1,308歩/日以下）は，術後の心イベント発症の規定因子といわれています[6]．すなわち，「リハビリ以外」で「座っている時間を延長する」こと，「病棟内での歩数を増やす」ことが重要なのです．看護師などの病棟スタッフと協力して，リハビリ以外の時間に「体を起こす」など活動性を高めるよう促しましょう．

極めに究めるとこんなことができる！

1. 術前の基礎心疾患と評価から術後に起こりうる現象を推察できる
2. 術後の治療状況から「循環，呼吸，代謝」を把握できる
3. 酸素化障害の「原因」を究明し「対応」できる
4. 多職種と協力し毎日の活動を増やすことで予後を改善できる

● 文献

1) 日本循環器学会，日本冠疾患学会，他：循環器病の診断と治療に関するガイドライン（2011年度合同研究班報告）心血管疾患におけるリハビリテーションに関するガイドライン（2012年改訂版）．2012．
2) 高橋哲也，櫻田弘治，他：心臓血管外科手術後リハビリテーション進行目安の検討．心臓リハビリテーション 17 (1)：103-9, 2012．
3) 日本循環器学会，日本冠疾患学会，他：循環器病の診断と治療に関するガイドライン（2010年度合同研究班報告）虚血性心疾患に対するバイパスグラフトと手術術式の選択ガイドライン．（2011改訂版），2011, p15-6．
4) Bojar RM, 天野篤（監訳）：心臓手術の周術期管理，メディカル・サイエンス・インターナショナル，2008, 477-9．
5) Nohria A, Tsang SW, et al: Clinical assessment identifies hemodynamic profiles that predict outcomes in patients admitted with heart failure. J Am Coll Cardiol. 2003 May 21；41 (10)：1797-804．
6) Takahashi T, Kumamaru M, et al: In-patient step count predicts re-hospitalization after cardiac surgery. J Cardiol. 2015 Oct；66 (4)：286-91．

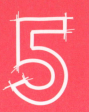

「循環」「呼吸」「代謝」は，生命維持の三役と心得る

極める1　「心臓」「肺」「腎臓」は三権分立である
極める2　心臓（循環）・肺（呼吸）・腎臓（代謝）の臓器連関を知る
極める3　腎機能障害の原因は，腎臓だけではない（心腎連関を知る）

極める1 ≫ 「心臓」「肺」「腎臓」は三権分立である

突然ですが，
学生時代，三権分立を習いましたか…？
　フランスの啓蒙思想家モンテスキューが『法の精神』で提唱したシステムです．国家権力のなかで一部の権力が暴走した際に，その他の権力で抑制できる，というシステムです．三権分立は国家権力を「行政」「司法」「立法」でお互いに統率させるものですが，これを人間に当てはめると，ズバリ「心臓」「肺」「腎臓」となります（図1）．おいおいちょっと待ってくれ，食べものを食べて，吸収して，排泄する胃腸もあるじゃないか…，と思われるかもしれません．その通りではありますが，瀕死の状態のときは，そもそも消化管を使った栄養補給もできませんし，また脳死状態でも心臓が動いていれば生命は維持されます．必要最低限の生命維持の三役といえば，主に循環器系と呼吸器系という意味で，「心臓」「肺」「腎

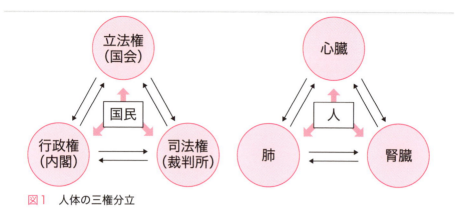

図1　人体の三権分立

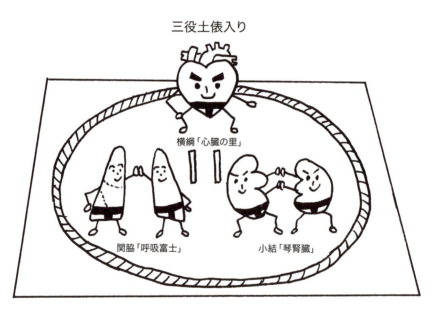

臓」になるのです．

　この3つの臓器の機能はリハビリの可否に大きくかかわります．そのため，カルテには【循環】【呼吸】【代謝】と項目立てて，クリニカルリーズニングの経過を書くように習慣づけるとよいと思います．
　では実際のカルテをもとに，この三権分立の理学療法評価プロセスをみてみましょう．

三権分立の理学療法評価プロセス

心疾患，肺疾患，腎疾患，いずれかを担当した場合には，理学療法（PT）カルテにも【循環】【呼吸】【代謝】を記載するように心がけましょう．急性期では，これらの評価結果が日に日に変化するので，項目を立てて記録することにより，病態の変動を把握しやすくなります．

● **診断名**

心不全，COPD（慢性閉塞性肺疾患），慢性腎臓病

【循　環】
- 血圧：安静時 120/70 → PT 後 130/80 mmHg
- 脈拍：安静時 90 → PT 中 100〜110 bpm
- 心電図：単発の心室性期外収縮

【呼　吸】
- 鼻カニューレ O_2 投与：4 L/分
- SpO_2：98 → PT 中 92%（血液ガスが評価されていれば，PaO_2 から P/F 比を評価する．例えば，PaO_2=100 mmHg，O_2 鼻カニューレ 4 L/分=36%=0.36 → P/F 比=100/0.36 ≒ 278）
- 労作により頻呼吸となり，25 回/分以上
- X 線画像：肺うっ血を認めるが改善傾向

【代　謝】
- 身体所見：四肢の浮腫あり．冷感なし
- Cr：0.99 mg/dL，eGFR：41.2 mL/分 1.73 m^2
- 水分バランス：1 時間あたりの尿排出量>1.1 mL/kg 以上．
- 体重：55 kg（昨日から−0.5 kg）

【その他】

循環，呼吸，代謝に影響を与える評価結果を記載します．例えば，炎症

の状況（体温，白血球数，CRP値など）です．

● 統合と解釈

PT前の状況として，血圧は安定していますが，やや頻脈傾向．不整脈は中止基準に至らないように，PT中に増加するかどうかの確認が必要．

酸素投与により酸素化が維持されているが，運動にともない頻呼吸かつ酸素化低下を認めるため，適宜休憩が必要．

1時間尿量が1.0 mL/kg以上であり，肺うっ血が改善傾向でも，明日以降の尿量や体重の変化，腎機能の変化には要注意．

ゆえに，この場合

**PT前の循環，呼吸，代謝の状況から
PTを実施できる**

と判断した，となります．そして，その後の経過も「PT実施後の循環，呼吸，代謝の反応はこうであった」と，このような流れで，リーズニングしながら診療録をつけるとよいでしょう．

極める2 ≫ 心臓（循環）・肺（呼吸）・腎臓（代謝）の臓器連関を知る

心臓と肺と腎臓はそれぞれに障害が生じると，それ以外の臓器に影響を与えます（三役だけに，厄介な臓器ですね）．

では，これらの連関について学んでいきましょう．

❶ 心臓⇔肺

　心臓は，右心室➡肺動脈➡肺へと血液を送り込んでいます．慢性閉塞性肺疾患（COPD）などの肺過膨脹にともなう血管閉塞や肺循環障害により，肺の血管抵抗が大きくなる（肺高血圧）と，血液を送り出す右心室に負担がかかり，「右心不全」となることがあります．これを**肺性心**と呼びます．COPDの病期分類では，最重症に「右心不全の合併」が含まれています（表1）．肺疾患による心不全は右心不全であることが多く，「咳」「痰」「易疲労感」「呼吸困難」が出現し，進行すると，「チアノーゼ」「頸静脈の怒張・拍動」「浮腫（腸管，腎臓，下腿）」を認めます．

　低酸素血症は，肺血管の収縮を助長し肺血管抵抗を増加させてしまうため，運動中のSpO$_2$低下（90％未満）には注意しましょう．右心不全による水分貯留に対しては，右心負荷を軽減するべく利尿剤が処方されるため，利尿の状況や体重の推移を必ずチェックしましょう．

　そして，右心不全が増悪すると，腎臓の静脈圧が上昇し，腎機能にも影響が出てしまうのです．

❷ 腎臓⇔肺

　腎臓と肺の連関は，主に急性期の病態で変化することが多いです．

　生体は酸塩基平衡（pH）を7.40±0.05ぐらいで保つことで，生命活動を維持しています．**pHが低くなる（<7.35）と体は酸性（アシデミア）に傾き，高くなる（>7.45）とアルカリ性（アルカレミア）に傾きます**．このpHを調節するのが「肺と腎臓」なのです．pHがアシデミアになる病態を**アシドーシス**，アルカレミアになるような病態を**アルカローシス**といいます（何だか，ややこしいです

表1　COPDの病型分類

病期	定義
0期（COPD予備群）	咳嗽，喀痰などの症状はあるが，スパイロメトリーは正常
Ⅰ期（軽症）	1秒率70％未満かつ1秒量が正常値の80％以上
Ⅱ期（中等症）	1秒率70％未満かつ1秒量が正常値の50％以上～80％未満
Ⅲ期（重症）	1秒率70％未満かつ1秒量が正常値の30％以上～50％未満
Ⅳ期（最重症）	1秒率70％未満かつ1秒量が正常値の30％未満で慢性呼吸不全か右心不全を合併

スパイロメトリー（呼吸機能検査のこと）

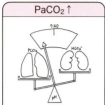

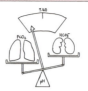

PaCO₂↑	PaCO₂↓	HCO₃⁻↓	HCO₃⁻↑
・$PaCO_2$↑となると，pHは酸性に傾く（アシデミア）	・$PaCO_2$↓となると，pHはアルカリ性に傾く（アルカレミア）	・HCO_3^-↓となると，pHは酸性に傾く（アシデミア）	・HCO_3^-↑となると，pHはアルカリ性に傾く（アルカレミア）
呼吸性アシドーシス	呼吸性アルカローシス	代謝性アシドーシス	代謝性アルカローシス
・呼吸不全（COPD） ・CO_2ナルコーシス ・睡眠時無呼吸症候群　など	・過換気症候群　など	・腎不全 ・下痢 ・糖尿病ケトアシドーシス（DKA） ・乳酸アシドーシス　など	・嘔吐 ・利尿薬投与　など
腎による代謝作用 HCO_3^-の再吸収↑ 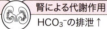	腎による代謝作用 HCO_3^-の排泄↑	肺による代謝作用 CO_2の排泄↑	肺による代謝作用 CO_2の排泄↑

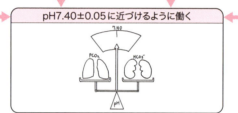

pH7.40±0.05に近づけるように働く

図2　アシドーシス，アルカローシスの代償機構
$PaCO_2$（動脈血二酸化炭素分圧），HCO_3^-（重炭酸イオン）

ね）．肺の異常による病態を「呼吸性アシドーシスまたはアルカローシス」，腎臓の代謝異常による病態を「代謝性アシドーシスまたはアルカローシス」といいます（う～ん，覚えるの，大変）．呼吸性の場合は，pHを正常に戻すために腎臓；重炭酸イオンが代償的に働き，代謝性の場合は肺；動脈血二酸化炭素分圧が代償的に働きます（図2）．

> **極める 3** 》 腎機能障害の原因は，腎臓だけではない
> （心腎連関を知る）

❸ 心臓⇔腎臓

　心臓は全身の臓器に血液を送り，腎臓は全身の血液量を調整しています．心不全とは前述したとおり，「心臓のポンプ障害」です．心臓から血液を拍出できないことで腎臓への血流が少なくなり，そのため尿がつくられなくなり，「腎機能障害」を呈することがあります．これは「腎前性の機能障害」と呼ばれ，「心臓→腎臓の障害（一方向）」と考えられていました．

　しかし，現在は「心臓の機能障害⇔腎臓の機能障害（双方向）」という認識となっており，互いに影響し合って障害を呈することがわかってきています．この関係性は**心腎連関症候群**と呼ばれ，

> 心臓が急性または慢性的に悪化すると
> 腎臓も同様に悪化する，
> 腎臓が急性または慢性的に悪化すると
> 心臓も同様に悪化する，

というように障害がそれぞれの臓器から生じていることが特徴です（図3）．

　生活習慣病にともなって腎臓の血管障害が生じると，腎臓の機能障害や交感神経系の活性，酸化ストレスなどの影響により，「心血管，脳血管疾患」にまで波及するメカニズムがあります．

　臨床的には，心不全では腎機能を確認し，腎不全では心不全の有無を確認することがポイントになります．腎機能は，尿量，採血検査のCr（クレアチニン），eGFR（推定糸球体濾過量．急性期はCr，慢性経過をたどればeGFR），尿検査の尿タンパクなどで評価できます．

　「高血圧」「心不全」「心筋梗塞後」「糖尿病」「高齢者（コラム7）」では腎機能が悪化しやすいため，特に前回の検査値と比べて急激な上昇がないかどうかをチェックすることが重要です．もう1つ，尿中アルブミン（U-ALB）は，高血圧や糖

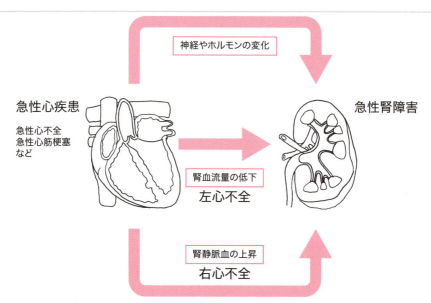

図3　心腎連関の一例
急性に心臓が悪くなり，腎臓も急速に障害される連関の一部．左心不全や右心不全により腎障害が進行する．また，障害された心臓に対し，交感神経などの神経やホルモン分泌で生命を維持しようとするが，それは「一時的なドーピング」のようなものであり，長期的には腎臓などの臓器にも負担がかかる

尿病性腎症の患者において予後規定因子とされているため必ず確認しましょう．

急性期を過ぎ，腎機能障害が慢性経過をたどっている（3カ月以上 eGFR＜60）場合，**慢性腎臓病（CKD；chronic kidney disease）**と呼ばれます（表2）[1]．進行すると血液透析を要し，心機能や身体機能がさらに低下してしまいます．なので，まずは次の Point を覚えてください．

> **極めに究める Point 1**
> 心臓，肺，腎臓疾患への運動療法は，基本的に有酸素運動レベルであれば問題ない．
> それぞれの疾患の検査結果や症状の急激な悪化がなければ，互いがうまく連関していると判断し，運動を次のステップに進めていく（8章，極める1参照）

以下が，心腎連関を踏まえた運動処方のポイントになります．

① 最高酸素摂取量（peak $\dot{V}O_2$）の40～60％のレベル，または嫌気性代謝閾値（AT）レベルのHR（心拍数）
② 心拍数予備能（HR reserve）の30～50％，または最大HRの50～70％
　・Karvonenの式（[最高HR－安静時HR]×k＋安静時HR）において，軽症（NYHA I～II）ではk＝0.4～0.5，中等症～重症（NYHA III）ではk＝0.3～0.4
③ 自覚的運動強度（RPEまたはBorg指数）：11（楽である）～13（ややきつい）のレベル
④ 運動持続時間：1回5～10分×1日2回程度から開始，1日30～60分（1回20～30分×1日2回）まで徐々に増加

表2　CKDの重症度分類（文献1）より）

原疾患	タンパク尿区分			A1	A2	A3
糖尿病	尿アルブミン定量（mg/日）			正常	微量アルブミン尿	顕性アルブミン尿
	尿アルブミン/Cr比（mg/gCr）			30未満	30～299	300以上
高血圧，腎炎，多発性嚢胞腎，移植腎，その他	尿タンパク定量（g/日）			正常	軽度タンパク尿	高度タンパク尿
	尿タンパク/Cr比（g/gCr）			0.15未満	0.15～0.49	0.50以上
eGFR（mL/分/1.73 m²）	G1	正常または高値	≥90	1	2	3
	G2	正常または軽度低下	60～89	1	2	3
	G3a	軽度～中等度低下	45～59	2	3	4
	G3b	中等度～高度低下	30～44	3	4	4
	G4	高度低下	15～29	4	4	4
	G5	末期腎不全	<15	4	4	4

※1～4の順に心血管死亡リスクが上昇する．CGA分類原因：（C：Cause），腎機能（GFR：G），タンパク尿（アルブミン尿：A）

COLUMN 7

年齢に左右される Cr と eGFR

腎機能を評価する一般的な指標であるCr は，年齢，性別，体重，筋肉量に影響されます．これらの影響を考慮してCr から算出した eGFR（推定糸球体濾過量）が指標として用いられますが，それでもやはり年齢，性別の影響は否めません．現在は，これらに影響を受けないシスタチン C などが専門病院では評価されていますが，一般的には，まだ Cr, eGFR で評価することが多いでしょう．

極めに究めると こんなことができる！

1. 「心臓」「肺」「腎臓」のいずれかの疾患でも，他臓器の症状に目を向けることができる
2. 「循環」「呼吸」「代謝」の視点で，それぞれの病態を評価できる

● 文献

1) 日本腎臓学会（編）: CKD 診療ガイドライン 2012. 東京医学社，2012.

CHAPTER 6 HOT では高 CO_2 血症に要注意！透析では「易疲労感」がキーとなる

極める1 HOTでは，酸素の使用状況を確認する
　　　　——「1日中？」「外出時？」「夜？」
極める2 酸素投与器具による違いをマスターする
極める3 運動中の酸素飽和度低下を見逃すな！
極める4 「透析のない日に動けるかどうか…？」で腎臓リハは決まる

極める1 》 HOTでは，酸素の使用状況を確認する ——「1日中？」「外出時？」「夜？」

　慢性の呼吸器疾患を抱えた患者への呼吸リハにおいて，入院中はもちろん，**在宅での酸素療法（Home Oxygen Therapy；HOT）は不可欠です．「肺気腫」「慢性閉塞性肺疾患（COPD）」「慢性気管支炎」「慢性気管支喘息」「肺結核後遺症」「気管支拡張症」など，これらの疾患では，病気そのものを完全に取り除くことはできませんが，呼吸リハによって，呼吸が楽になり，QOLが向上することが知られています．

　いわずもがな，人間が活動するためには酸素が必要です．肺で大気中から十分な酸素を血液に取り込み，その血液を心臓が全身に送り出し，全身の臓器が酸素をもらい活動しなければならないからです（図1）[1]．

　入院中の酸素療法の開始基準は，室内気（吸入中酸素濃度FiO_2：21%）で，「**動**

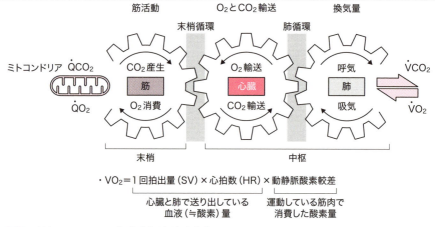

図1　Wassermanの歯車［文献1）より］
運動中には肺循環，体循環によって大気中の酸素（O_2）が体内に取り込まれ，そのO_2は最終的に骨格筋内のミトコンドリアでエネルギー代謝に利用され，結果として二酸化炭素（CO_2）が体内で産生され大気中に排出される．酸素の取り込み量をVO_2と呼ぶ（7章，極める4参照）．

脈血酸素分圧（PaO_2）＜60 Torr（mmHg）」「動脈血酸素飽和度（SaO_2（SpO_2；経皮的動脈血酸素飽和度））＜90％」です（図2）．PaO_2は動脈血から直接測定する指標であり，ICUにおいて体位変換などの理学療法のアプローチ前後に確認することもありますが，通常はパルスオキシメーターによりSpO_2をチェックします．PaO_2が測定されていれば，酸素能を「PaO_2/FiO_2の比（P/F比）」で評価することができます．なお，「P/F≦300」は，重症呼吸不全である**急性呼吸窮迫症候群（acute respiratory distress syndrome；ARDS）**の診断基準の1つであり，この場合は吸入する酸素濃度（FiO_2）を調節する必要があります．

　酸素療法は入院中だけでなく，適用基準を満たせば，**在宅**で開始されます．このHOTの適用基準は表1[2]に示します．HOTが適用される疾患はCOPDが最も多いです．安静時の目標は「PaO_2≧60 Torr（SpO_2≧90％）」とすることが一般的です．
　COPDへのHOTで注意する点は，**CO_2ナルコーシス（高CO_2血症）**です．慢性的な酸素化障害は予後を悪化させますが，投与する酸素量が多すぎても問題です．COPD患者は呼気が障害されるため，慢性的に高CO_2血症を認めます．酸素化が悪いからといって酸素投与量を一気に増やすと，今度は十分な酸素があ

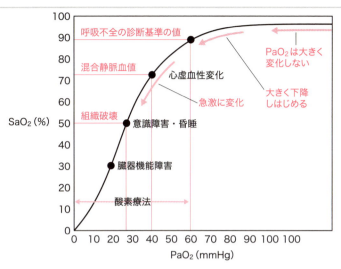

図2 酸素解離曲線
「$PaO_2<60$」から急激に低下するため,「$SaO_2≧90％$」を維持することが重要

表1　在宅酸素療法（HOT）の適用基準　（文献2）より抜粋, 一部改変）

1) **高度慢性呼吸不全**
   ただし, 動脈血酸素分圧（PaO_2）が 55 Torr（mmHg）以下の者, および PaO_2 60 Torr（mmHg）以下で睡眠時または運動負荷時に著しい低酸素血症を来たす者であって, 医師が在宅酸素療法を必要であると認めた者. 適応患者の判定にパルスオキシメーターによる酸素飽和度から推測しPaO_2を用いることは差し支えない

2) **肺高血圧症**
   右心カテーテル検査による安静仰臥位での平均肺動脈圧が 25 mmHg 以上の病態を指し, それにともない高度慢性呼吸不全を呈している

3) **慢性心不全**
   高度慢性心不全患者のうち, 医師の診断により, NYHA III度以上であると認められ, 睡眠時のチェーンストークス呼吸がみられ, 無呼吸低呼吸指数（1時間当たりの無呼吸数および低呼吸数）が20以上であることが睡眠ポリグラフィー上, 確認されている症例

4) **チアノーゼ型先天性心疾患**
   ファロー四徴症, 大血管転位症, 三尖弁閉鎖症, 総動脈幹症, 単心室症などのチアノーゼ型先天性心疾患患者のうち, 発作的に低酸素または無酸素状態になる患者について, 発作時に在宅で行われる救命的な酸素吸入療法をいう

NYHA（New York Heart Association）分数；心機能分類

ると体が認識して換気抑制が働き，呼吸数を減らすよう反応します．呼吸数が減ってしまうと吐き出すCO_2量が減ってしまうため，さらにCO_2ナルコーシスが悪化し，「意識障害，昏睡」に至ってしまうこともあるのです．担当する患者がそうならないようHOTの際は十分な注意が必要です．

> **極めに究める Point 1**
> HOTが適用される疾患はCOPDが最も多い．その際，CO_2ナルコーシス（高CO_2血症）に気をつける．一気に酸素量を増やすと「意識障害，昏睡」に陥ることも

近年，重症心不全や肺高血圧症の患者も理学療法の対象となり，HOTが適用されることが多くなっています．HOTでは，まず

> 「1日中使用しているのか…？」
> 「労作時だけなのか…？」
> 「夜間だけなのか…？」

を確認しましょう．そして，患者自身が機器などの操作方法を理解しているのか，また「きちんと使用できているのか…？」というコンプライアンスのチェックも重要です．1日中あるいは労作時の酸素投与は，酸素ボンベをもち運ぶ必要があり，患者の負担が増し，活動の制限やQOLの低下につながります．症例によっては，運動療法の効果によりHOTを離脱できることもあるので，HOTの必要性を適宜評価することも忘れずに．

酸素ボンベはどれぐらいの時間もつの？

外来患者では，「酸素ボンベの残量を確認する」習慣をつけましょう．自宅に帰る頃には，酸素がなくなってしまうこともあるかもしれません．

酸素ボンベの使用可能時間は，ボンベの容量（ボンベに刻印されているVの値），圧力計の値（kgf/cm² か MPa），指示流量（L/分）から計算できます．使用可能時間に余裕をもたせるため，安全係数をかけて算出するのです．

$$\frac{\text{ボンベ容積（L）} \times \text{圧力計の値（kgf/cm}^2\text{）} \times 0.8\text{（安全係数）}}{\text{指示流量（L/分）}}$$

＊残気圧（MPa）の場合はさらに×10をする

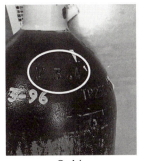
3.4 L

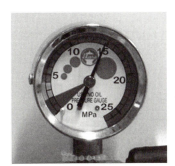
15 MPa

$$\frac{3.4 \times 15 \times 10 \times 0.8}{2} = 204 \text{ 分}$$

HOT以外に，**非侵襲的陽圧換気療法（non invasive positive pressure ventilation；NPPV）**が在宅で使用されることもあります．NPPVは経口挿管をすることなくマスクを介して換気を手助けする治療です．通常の酸素療法と違い，陽圧をかけることで「肺胞低換気」「呼吸筋負荷」「睡眠呼吸障害」などを改善させるといわれています[3]．ただし，運動中のNPPV使用は呼吸パターンを邪魔することもあり，使用方法は医師や患者と相談することが必要でしょう．

筆者は，心不全症例に対し，外来での運動療法の際，運動前後にNPPVを使用することで，疲労を残すことなく運動を継続できた事例を経験しました（図3）.

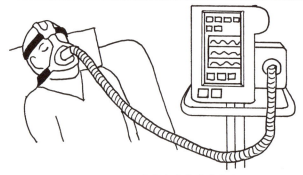

図3 NPPVを使用することで，疲労を残すことなく運動を継続できる

極める2 ≫ 酸素投与器具による違いをマスターする

　酸素療法は流量だけでなく，用いる器具によりFiO_2が決まります．酸素投与器具は「❶低流量システム」と「❷高流量システム」に分かれます．

　ちなみに，何もつけていない状態で，室内気の「FiO_2は21％」がベースとなることをまず覚えておきましょう．

表2　酸素流量器具と酸素流量によるFiO_2

鼻カニューレ		簡易マスク		リザーバーマスク	
流量（L/分）	FiO_2（％）	流量（L/分）	FiO_2（％）	流量（L/分）	FiO_2（％）
1	24	5〜6	40	6	60
2	28	6〜7	50	7	70
3	32	7〜8	60	8	80
4	36			9	90
5	40			10	90〜
6	44				

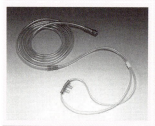
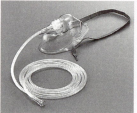
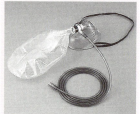

❶ 低流量システム

　低流量システムは，酸素流量によりFiO_2を調節できる器具です（表2）．このシステムでは呼吸パターン（1回換気量，呼吸数など）によって，「設定どおりに酸素供給ができない」ことを覚えておきましょう．低換気では酸素濃度が上昇し，過換気では酸素濃度が低下します．

> ● **鼻カニューレ**
> 　酸素吸入しながら会話や食事ができます．酸素流量が6L/分以上の場合は鼻腔粘膜への刺激が強くなってしまうため，マスクへの変更を検討してもよいですが，その際は$PaCO_2$（動脈血二酸化炭素分圧）の上昇に留意しましょう．また，口呼吸の患者では，低流量でもマスクに変更するとよいでしょう．
>
> ● **簡易マスク**
> 　マスク内に呼気ガスがたまってしまうので，低流量で使用すると再吸収してしまいます．5L/分以上で使用することが一般的です．
>
> ● **リザーバーマスク**
> 　リザーバーバック内に呼気ガスが貯留しないよう，酸素流量は6L/分以上に設定します．高濃度酸素なので，窒素と酸素の入れ替わりにより，肺胞内の酸素が血管内によく吸収されます．肺胞内ガスがなくなり，肺胞が虚脱して無気肺になりやすいため注意しましょう．
>
> ● **リザーバー付き鼻カニューレ**
> 　鼻カニューレにリザーバー機能が付いたもので，通常の鼻カニューレよりも投与する酸素を節約しやすいです．

❷ 高流量システム

低流量と違い，患者の呼吸パターンに左右されずに，設定した酸素濃度を供給できるシステムです．適切な吸入酸素濃度調節が必要なⅡ型呼吸不全（コラム8）に適しています．

ベンチュリーマスクやネブライザー（加湿）機能が付いたマスクを使用することが多いです（図4）．流量とFiO_2の設定を予め確認しましょう．

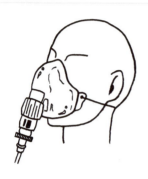
ベンチュリーマスク

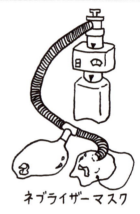
ネブライザーマスク

図4　高流量システム(ベンチュリーマスク；左やネブライザー機能が付いたマスク；右)

COLUMN 8
呼吸不全とは…？

呼吸不全とは，「$PaO_2 ≦ 60\ Torr$」の状態を指しますが，$PaCO_2$の値によってⅠ型（≦45 Torr），Ⅱ型（>45 Torr）に分かれます．さらに「急性」「慢性」と分けられ，慢性呼吸不全は上記の状態が1カ月以上続く状態を指します．Ⅱ型は$PaCO_2$増加という点からCOPDで起こりやすいです．肺疾患だけでなく，神経筋疾患でも生じます．

Ⅱ型呼吸不全は前述したようにCO_2ナルコーシスに注意が必要となります．SpO_2だけでなく，呼吸数や意識レベルをリハビリ中に気にするようにしましょう．CO_2ナルコーシス（$PaCO_2 > 45\ Torr$）が遷延してしまう場合も少なくありません．離床により換気を促すと改善することもあるので，急性期の段階で血液ガスが確認できる場合には，リハビリ前後でチェックすることも必要でしょう．

> **極める 3** ≫ 運動中の「酸素飽和度低下」を見逃すな！

いきなりですが，

肺疾患では運動中に SpO_2 が低下しやすい

です．つまり「**低酸素血症**」になってしまうわけです．低酸素血症は，「肺胞低換気」「シャント」「換気血流不均」や，「死腔」「拡散障害」により生じます．肺疾患にともなう低酸素血症では，肺血管が収縮し肺血管抵抗が増すため，肺高血圧症（表1）をきたすことがあります．肺高血圧症は重症化し，運動誘発性低酸素血症になると酸素療法の必要性が増してしまいます．

運動誘発性低酸素血症とは，SpO_2 が安静時は保たれていても，労作，運動により4%以上低下するものです．このような症状に対しては，われわれはどのように対応すべきでしょうか…？ まずは，

- 6分間歩行試験やCPX（心肺運動負荷試験）では SpO_2 をチェックする．
- 身体機能や動作能力の障害などにより6分間歩行試験ができなければ，通常の理学療法中の SpO_2 をチェックする
- 酸素療法中の患者では，酸素流量を増やすことで $SpO_2 \geqq 90\%$ を保てるか確認する

ことが必要です．

　運動誘発性低酸素血症は慢性心不全で生じることは稀です．運動誘発性低酸素血症は，あくまで肺でのガス交換が障害されたときに生じることを覚えておいてください．肺水腫では，肺胞と血管のあいだに水が貯留するためガス交換ができず，酸素化が障害されやすいです（2章，図2参照）．すなわち慢性心不全が急

性増悪する際に，SpO$_2$ は低下するので，そのようなケースに遭遇したら，

運動療法を続けずに，ただちに主治医へ連絡

しましょう．

では，心不全患者の SpO$_2$ 低下が，なぜいけないのでしょうか…？
その機序を説明しますので，図5[4)]の「慢性心不全急性増悪のカスケード」をご覧ください．まず，

① 心臓に負担がかかると，心臓が肥大し左室のEDP（左室拡張末期圧）が増加していく
② EDP の増加は，肺動脈楔入圧を増加させ，肺うっ血が進んでいく
③ 肺うっ血が進むことは，肺胞と血管に水分がたまっていくこととなり，酸素化障害をきたすため PaO$_2$ が低下する（図2 参照）
④ すなわち，SpO$_2$ が低下することは「心不全増悪期になっている」状態である
⑤ その状態から数時間で組織に障害が出るため，通常とは異なり SpO$_2$ の低下に「特に注意が必要」となる

このように組織に酸素が行き届かないと，最終的にはサドンデス（死）にいたってしまうのです．

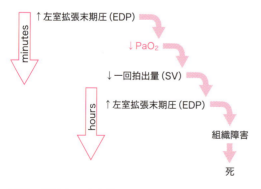

図5　慢性心不全急性増悪のカスケード［文献4）より］

極める 4 ≫ 「透析のない日に動けるかどうか…？」で腎臓リハは決まる

次は腎臓リハのお話です．これまで**慢性腎臓病（chronic kidney disease；CKD）** に対する運動療法は敬遠されてきましたが，近年は運動療法とともに生活指導を多職種チームで行う腎臓リハビリテーションが広がってきています．もちろん急激に腎機能障害が生じた場合は注意を要しますが，慢性経過をたどる場合は，**活動性低下による心血管疾患合併のリスクなどで重症化しないよう，軽い運動療法を行っていくとよい**と思います．

腎不全に対し透析を受けている患者では，「血管機能障害や心不全の合併」「貧血の進行」，「筋タンパクの異化亢進」や「廃用性・尿毒素性のミオパチーによる骨格筋機能の低下」「骨代謝の低下」などが生じます．透析患者の運動耐容能は心不全やCOPDと同等に低下しており，運動療法をどのように行うかで予後が決まってきます．施設によっては，簡易自転車エルゴメータをベッド上に設置し，透析中に有酸素運動を併用しています．しかし，透析日は疲れやすく運動できない場合も多々あります．その場合は，透析日以外に活動を増やすことが重要です．運動の「強度」「時間」「頻度」は，心疾患と同様に設定するとよいでしょう．

最後に，リアルな症例を紹介します．

狭心症＋慢性腎不全患者への心リハ

狭心症と慢性腎不全で週3回血液透析を受けている患者を担当し心リハをスタートしました．しかし，透析日は疲労が強く思うように運動ができませんでした．そこで非透析日に来院してもらい心リハをすることにしました．（透析日と外来心リハの日が重なってしまう場合は，透析日をずらすことも検討したりしていました）．

この症例では狭心症の治療がすでに終わっていました．しかし，透析患

者は全身の血管機能が低下しやすく，さらに動脈硬化疾患としての大動脈弁狭窄症も進行しやすいので，運動中の息切れ，胸痛，めまいには特に注意しました．また，病院での心リハ以外で，万歩計を活用して活動量を増やすようアドバイスしました［本症例では，透析日よりも2,000～3,000歩（20～30分）多くすることを目標にしました］．

にもかかわらず，検査入院時に狭心症の再発を認め，ステント治療が行われました．しかし，運動療法により運動耐容能が向上していたおかげで，治療後の回復は早く，無事に運動療法を再開できました．

極めに究めると、こんなことができる！

1. 酸素療法の状況を把握し，病態に合わせて注意点を確認できる
2. 酸素投与器具と酸素流量から酸素濃度を推定し「P/F比」を評価しながら介入できる
3. 「運動誘発性低酸素血症」を評価できる
4. 透析患者に対し運動する機会をつくって指導できる

● 文献

1) Wasserman K, et al: Principles of exercise testing and interpretation 2nd ed. p3, p130, Lea and Febiger, Philadelphia, 1994
2) 平成30年医科診療報酬点数表：平成30年4月版．社会保険研究所，2018.
3) 日本呼吸器学会NPPVガイドライン作成委員会: NPPV（非侵襲的陽圧換気療法）ガイドライン改訂第2版，南江堂，2015
4) Guyton AC, Hall JE: Medical Physiology 12th edition., Philadelphia, Elsevier Saunders, 2011.

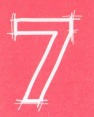

客観的指標＋主観的指標を使いこなす

極める1　カルテだけで患者の状態を決めつけない
極める2　最初のチェックは必ず血圧ではない
　　　　 ――「聞いて」「見て」「触れて」「聴いて」
極める3　高齢者にこそ，数値で表せる「客観的指標」を使おう
極める4　心肺運動負荷試験は
　　　　 運動処方のためだけにあらず

極める1 ≫ カルテだけで患者の状態を決めつけない

　内部障害は，心臓，肺，腎臓など，文字どおり身体内部に生じる疾患や障害のことを指します．問題がみえにくいぶん内部障害患者では，疾患の重症度や回復度をあらわす「客観的指標」がより重要となります．これには，採血データや臨床検査データなどが当てはまります．実際，患者のもとへ行く前に，こうした指標をチェックしておくことで，患者像がある程度イメージできます．
　が，しかし，内部障害リハの現場では，それらの指標が「患者の現象（酸素化障害など）や症状（息切れなど）に実際にあらわれているかどうか…？」という視点が大切なのです．なので，

> カルテの情報だけで患者の状態を
> 決めつけないようにしましょう．

　カルテから「判断」できるのは，あくまで「推定」です．実際にフィジカルアセスメントをして，その日ごとの状態を把握することが大切なのです．
　内部障害に対するクリニカルリーズニングでは，

> ❶ **客観的指標やフィジカルアセスメント**から病態を考察し，
> ❷ **レッドフラッグ（禁忌，理学療法による病態増悪）**に
> 　注意したリスク管理や層別化をしながら，
> ❸ **理学療法プログラム（離床や運動療法）**を選択する

こうした思考過程が重要になります（図1）[1)]．

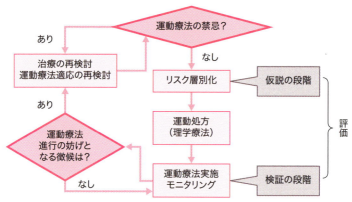

図1　リスク管理の手順（文献1より）

● **客観的指標とフィジカルアセスメント**

　客観的な情報には画像所見，採血結果，生理検査所見などたくさんあります．ただし，急性期と比べて回復期や在宅期では直近の検査データが少ないので，データに基づくリスク管理に難渋することがあります．その足りない情報を補うために実際の**フィジカルアセスメント**が必要となるわけです（極める2へ）．
　念のため，主な客観的指標とその応用について整理しておきます．

客観的指標，あれこれ…

① 画像所見

　胸部X線画像，CT により，肺の状態（うっ血，胸水，無期肺，気胸など），心拡大の有無（心胸郭比），血管の石灰化などが評価できます（図2）．「リハ開始時」と「直近」の所見を比較し病態の推移をチェックする習慣をつけましょう．

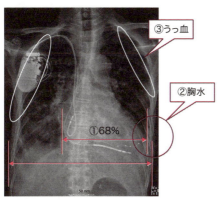

図2　胸部X線画像．①心臓の大きさは通常胸郭の50%（心胸郭比）だが「心拡大」がみられる．②通常は鋭角になる肺の先端がぼやけており，「胸水」が貯留している．③肺の血管が肺の外側までみえており，「うっ血」が認められる

② 血液検査所見

　リハの可否を判断する基準とすることが多いです．検査結果をもとにリハ中の有害事象の発症リスクなどを判断できるよう，常にデータを確認しましょう．

　貧血は**ヘモグロビン (Hb)** を指標に判断され，手術にともなう物理的な侵襲だけでなく，腎機能障害にも合併し，進行すると，リハビリを中止しなければいけません．輸血をする日は理学療法を行わないと判断してもよいでしょう．

　炎症は**C反応性タンパク (CRP)** や，**白血球 (WBC)** で，栄養状態は**アルブミン (Alb)** で判断され，術後の急性期では特に頻繁にチェックします．全身の発熱，関節等の炎症所見，食事摂取量の低下がないかも適宜確認しましょう．Albは低栄養のときだけでなく，炎症によっても低下します．エネルギー源となるAlbなどのタンパク質が炎症により消費されるからです．

炎症による消費カロリーの増加と，栄養状態不良による摂取カロリーの不足は，タンパク異化を亢進させ，骨格筋の分解を進めてしまうため，過度な離床トレーニングや運動療法が悪影響を及ぼすこともあります．このようなときは，①離床を遅らせる，②運動療法を休止する，③運動の強度・時間を減らす，ことを検討しましょう．

腎機能の指標としては，**クレアチニン (Cr)** や**推定糸球体濾過量 (eGFR)** を確認します．eGFR は慢性腎臓病 (CKD) の診断基準に含まれています．CKD を合併した内部障害患者は，腎機能が重症化するほど予後が悪く，運動耐容能も低下してしまいます．手術後急性期には急性腎障害をきたすこともしばしば見受けられます．Cr が上昇し 2.5 mg/dL を超えたら，離床や運動療法の中止を検討しましょう．

リハ中の有害事象の発症リスク要因として，**ナトリウム (Na)** や**カリウム (K)** のような**電解質**の異常が挙げられます．電解質のバランスは，利尿剤による水分バランスの変動によって変わります．また，カリウムが多く含まれる果物や野菜の摂取によっても変動するので，食事の摂取状況の確認も必要です．特に高 K 血症は心室性の致死性不整脈を誘発しやすいので，リハ中の心電図モニタリングは必須となります．低 K 血症は下痢や利尿促進にともなう脱水時に生じます．低 K 血症は骨格筋の収縮に影響を与えるため，筋力低下や痙攣がないかチェックします．

③ 生理検査所見

心臓超音波検査，**肺機能検査**，**心肺運動負荷試験**など，最近は実施される検査が多く，これらの結果の解釈も複雑化していますが理解できるようにしておきましょう．安静時と運動時の反応結果を比較し，運動への反応を考察しておくとリハの計画に生かせるでしょう．

極める2 ≫ 最初のチェックは必ず血圧ではない ──「聞いて」「見て」「触れて」「聴いて」

循環器疾患患者を担当した際に，最初に，すぐ血圧を測る人はいませんか…？このことは間違ってはいませんが，まずは，

患者と話し，触れて，聴いてください．

そして，このフィジカルアセスメントと客観的指標を合わせて患者の状態を考えたあとに，血圧を測定をしましょう．この評価の流れを習慣化してください．

● フィジカルアセスメントとは…？

フィジカルアセスメントの基本は，❶問診，❷視診，❸触診，❹聴診，（ときに）❺打診です．視診では，爪のチアノーゼ，胸郭の動き，姿勢変化にともなう息切れ（起座呼吸）や頸静脈怒張などをチェックします．触診では，四肢の冷感，浮腫，筋萎縮の程度を確認します．聴診では，呼吸音，心音から，痰の有無，気道の狭窄，肺うっ血，異常心音（Ⅲ音）をチェックできます．「どの所見がどういう病態を意味しているのか…？」を解釈しながら，クリニカルリーズニングを進めます．

このようにフィジカルアセスメントから「重症度」を確認して，初めてバイタルサインや身体所見などの客観的指標を「測定・評価」するのです．バイタルサインといえば，血圧，脈拍のみを症例レポートに記載している学生が多くいますが，フィジカルアセスメントの結果も，診療記録にしっかり記載するようにしましょう．

以上のアセスメントを急性期では，「昨日と比べて，どうか（daily monitoring）」，外来や在宅では「数日あるいは数週間前と比べて，どうか（weekly monitoring）」「治療（薬物療法など）が変わって，どうか」「運動時にあらわれる所見はないか」を特にチェックしましょう（図3）．

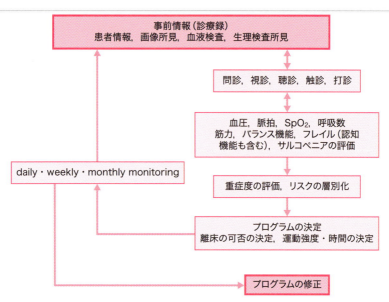

図3　客観的指標とフィジカルアセスメントのプロセス

　フィジカルアセスメントは，骨，関節，筋の障害でも重要ですが，内部障害ではそのアプローチ方法が異なります．内部に生じている障害を，採血データなどの客観的指標と，フィジカルアセスメントをすり合わせて考え，患者の重症度，リスクを層別し，リハプログラムを検討するのです．また，フィジカルアセスメントやリハへの患者の反応（症状，現象）の視点から客観的指標を改めて確認し，患者にフィードバックするというように，双方向的な臨床思考も習慣づけるとよいですね．

　では，実際のフィジカルアセスメントの手順をみていきましょう．

フィジカルアセスメントの手順（教えます…）

症　例：80代，男性，身長165 cm，体重49.2 kg，BMI 18.1，心不全（心筋梗塞），慢性閉塞性肺疾患（COPD）の入院中初回理学療法

❶ 問　診

　問診に対し，受け答えは良好．息切れは，安静時，ベッド上動作ではないが，トイレ歩行では訴えた．食欲はあまりなく，食事は半分程度の摂取量．睡眠中は尿意により中途覚醒があるが，息切れ感はなかった．

チェック項目
- ☑ 自覚症状
- ☑ 食事量，食欲
- ☑ 睡眠状況

❷ 視　診

　頚静脈は張れていなかったが，臥位では怒張を認めた（図4）．塩酸ドブタミン（DOB）2 mL/時，O_2は鼻カヌラ2 L/分で管理されていた．端座位にて血圧測定時に心電図を確認しながら橈骨動脈にて脈診を行ったところ，108/42 mmHg，63 bpm，洞調律で心拍数と脈拍数に乖離はなかった．COPDのため，呼吸パターンは胸式優位で胸鎖乳突筋が肥大してい

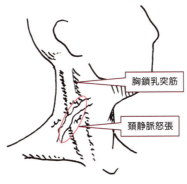

図4　頚静脈怒張

た（図4）．呼吸数は正常で換気の亢進は認められなかった．チアノーゼ所見はなく，酸素投与下（O_2鼻カヌラで2 L/分）でSpO_2も98％で安定していた．入院時と比べ除水が進んでおり，体重は減少していた（49.2 → 45.2 kg）．理学療法開始前数日間の利尿状況に低下はなく，体重の増加も認められなかった．

チェック項目
- ☑ 頸静脈の状態（姿勢変化も含む）
- ☑ 薬物療法，酸素療法（量も含む）
- ☑ 心拍数と脈拍数の乖離
- ☑ 優位な呼吸パターン
- ☑ 酸素化
- ☑ 利尿状況と体重の変化（水分バランス）

❸ 触　診

手の冷感，四肢の浮腫を軽度認めた．

チェック項目
- ☑ 末梢の血行動態（冷感）
- ☑ 末梢の浮腫

❹ 聴　診

心雑音はなく，Ⅲ音は認めなかった．呼吸音ではラ音を認めず，痰も少なかったが，右背側無気肺は残存していた．

チェック項目
- ☑ 心音
- ☑ 呼吸音（胸部X線写真の結果を確認）

❺ 打　診

打診では右下側に濁音を認め，軽度の右胸水を確認できた（図5）[2]．

チェック項目
- ☑ 打診（胸水の有無）

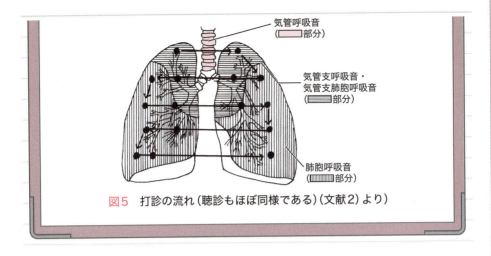

図5 打診の流れ（聴診もほぼ同様である）（文献2）より）

● フィジカルアセスメントによる解釈と判断とは…？

　前述の症例を読み解いてみます．まず，心不全の評価法を再確認します．Nohria-Stevenson分類（2章，極める2参照）と，フィジカルアセスメントによって，「うっ血所見（右心不全）」「低灌流所見（左心不全）の有無」を確認し，心不全の状態を推察します．本症例では，臥位にて息切れがなく，睡眠時に呼吸が阻害されることもないので，起坐呼吸はない状況です．このケースは起坐呼吸は認められないが，四肢の浮腫や頸静脈の怒張が軽度認められ，強心薬（DOB）投与中であり，四肢の冷感があるため，Nohria-Stevenson分類の「profile C」となります．理学療法直後や翌日に評価することで，前日のprofile Cの状態から「改善あるいは悪化しているのか…？」をチェックすることが重要です（Nohria-Stevenson分類の右下に移行するほど重症）．

　症状については「冠動脈の残存狭窄による胸痛」「胸部違和感」「心不全による息切れ」を確認しましょう．安静時だけでなく，姿勢変化や労作時にこれらが出現するかを確認します．特に病前のADL能力が低い場合，ベッド上の基本動作だけでも心負荷がかかりやすくなるため，活動量も含めて聴取することが必要です．
　フィジカルアセスメント後の血圧測定時には，脈のリズムに加えて，心電図上の心拍数と実測脈拍数との乖離の有無もチェックします．脈拍数が少ない場合，その脈拍数が実際に心臓から拍出された数（心拍数）のうち末梢に届いている有効な心拍数が少ないと解釈できます．このような乖離は不整脈時に生じやすいです．

本症例は，心不全だけでなく，COPDも合併しています．胸鎖乳突筋の肥大からも胸式呼吸が優位で労作時の呼吸筋の仕事量が多いことが推察されます．歩行バランスが悪ければ歩行器を使用し，上肢帯を含めた呼吸筋の仕事量を軽減する必要があるかもしれません．四肢の浮腫や胸水貯留の体うっ血所見から低栄養だけではなく，COPDによる肺性心（右心不全）が考えらます．このような場合は労作時の息切れ感や酸素化障害には注意しましょう．呼吸苦に対しては口すぼめ呼吸が有効であるかをチェックしておきましょう．

極める3 ≫ 高齢者にこそ，数値で表せる「客観的指標」を使おう

　客観的指標とは，数値であらわせるものです．前述したとおり，リハ評価項目は「客観的指標」とフィジカルアセスメントなどの「主観的指標」に分かれます．筋力でいえば，徒手筋力テスト（MMT）で得たスコア（0〜5）は，ある意味主観的指標といえます．一方，「握力」や「膝伸展筋力」は客観的指標であり，握力は**サルコペニア（加齢性筋肉減少症）**や**フレイル（虚弱）**の診断や評価に使用されています（図6，表1）[3]．膝伸展筋力は運動耐容能と関連し，予後予測因子でもあります[4]．

　内部障害患者も高齢化は例外ではありません．高齢患者では障害が重複しているケースが多く，疾患状況に応じてバランス（片脚立位時間など）や柔軟性（体前屈時のリーチ距離など）を組み合わせて客観的に評価することが求められます（図7）．

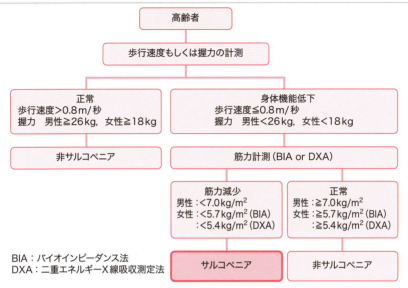

図6 サルコペニアの診断（文献3）より）
筋肉量の測定には，骨粗鬆症の判定にも使われるX線照射によって正確性の高い結果が得られるDXA法（二重エネルギーX線吸収測定法），または微弱な電流を体に流し，電気抵抗で測定するBIA（バイオインピーダンス法）が推奨されている

表1 フレイルの基準（文献3）より）

評価項目	評価基準
1. 体重減少	「6カ月間で2〜3kg以上の（意図しない）体重減少がありましたか？」に「はい」と回答した場合
2. 倦怠感	「（ここ2週間）わけもなく疲れたような感じがする」に「はい」と回答した場合
3. 活動量	「軽い運動・体操（農作業も含む）を1週間に何日くらいしていますか？」，および「定期的な運動・スポーツ（農作業を含む）を1週間に何日くらいしていますか？」の2つ問いのいずれにも「運動・体操はしていない」と回答した場合
4. 握力	利き手の測定で男性26kg未満，女性18kg未満の場合
5. 通常歩行速度	（測定区間の前後に1mの助走路を設け，測定区間定5mのときを計測する）1m/秒未満の場合

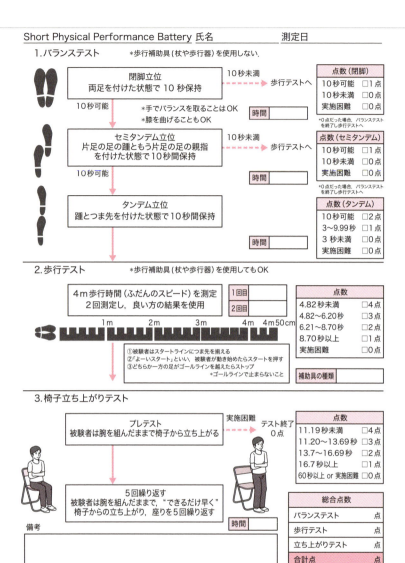

図7 SPPB（Short Performance Physical Buttery）
0〜6点は低パフォーマンス，7〜9点は標準パフォーマンス，10〜12点は高パフォーマンスと分類される

> **極める 4** ≫ 心肺運動負荷試験は
> 運動処方のためだけにあらず

　内部障害患者に運動を安全かつ効果的に処方，指導するために必要な検査が**心肺運動負荷試験（cardio pulmonary exercise test；CPX）**です．徐々に増加する運動強度に対する体の反応をみる検査として，CPXは最適です．CPXは運動耐容能を評価し，運動処方をするためだけに行うものと理解している方も多いと思いますが，そうではありません．運動に対する患者の反応（血圧や脈拍が上昇しやすい，虚血が生じる，不整脈が増える，SpO_2 が下がる）のチェックとともに，「疾患の鑑別」「予後の予測」にも役立つのです．まずはCPXにおける予後予測に役立つ指標である運動耐容能と換気効率について，確認しましょう．報告書ではこれらを押さえておけば大丈夫です．

● **予後予測に役立つ指標**

① 運動耐容能

　運動耐容能とは，徐々に運動強度を上げていき最大に近い負荷がかかりCPXを終了したときの「最高酸素摂取量（peak $\dot{V}O_2$）」のことを指します（6章，図1参照）．心血管疾患や呼吸器疾患の患者では，運動負荷を最大限までかけることは病態的に難しく，生体が有する「最大値（最大酸素摂取量；max $\dot{V}O_2$）」と同じにはならないことが多いです．「peak $\dot{V}O_2$＜14 mL/kg/分」は予後不良とされ，これは心臓移植に登録する際の基準の1つとなっています．

　心臓と肺が障害されると，CO_2 を増加させられないため，$\dot{V}O_2$ が低下します．一方，運動する骨格筋の機能が低下している場合も，筋肉へ O_2 を取り込む能力（酸素利用能）が低下するので，（CaO_2-CvO_2）も低下し，$\dot{V}O_2$ が低下します．

　運動耐容能は，心収縮機能の指標である**左室駆出率（left ventricular ejection fraction；LVEF）**とは必ずしも相関しません．一方，呼吸困難と身体活動能力の制限の度合いである **NYHA（New York Heart Association）心機能分類**の重症度とは相関するのです．すなわち，運動療法による運動耐容能の改善は「心機能にかかわらず，呼吸困難と身体活動能力を改善させることができる」といえるでしょう．

> **極めに究める Point 1**
>
> $\dot{V}O_2$ とは，
> Fick の式；$\dot{V}O_2$ ＝心拍出量（CO）×動静脈血酸素含有量較差
> ｛動脈血酸素含有量（CaO_2）－混合静脈血酸素含有量（CvO_2）｝＝1回拍出量（SV）×心拍数（HR）×（$CaO_2 - CvO_2$）

② 換気効率

CPXで運動強度が上がると，**嫌気性代謝閾値（anaerobic threshold；AT）**と呼ばれる代謝の変化が生じます．さらにATを超えていくと，乳酸がたまりすぎてしまい，代謝性アシドーシスとなるため，換気で代償するポイントを迎えます．そのポイントは**呼吸性代償開始点（RC point）**と呼ばれ，それ以降，換気（$\dot{V}E$；minute ventilation，分時換気量）が亢進します．RC pointまでの$\dot{V}CO_2$（二酸化炭素排出量）に対する$\dot{V}E$の傾きが **$\dot{V}E$ v.s. $\dot{V}CO_2$ slope** と呼ばれていて，傾きが急なほど（$\dot{V}E$ v.s. $\dot{V}CO_2$ slope が高いほど）「換気が亢進している」と判断できます．これはCPXから得られるデータのなかでは予後に最も影響し，40以上で予後不良とされています．臨床的には労作時の換気亢進をあらわしており，高値である症例では，特に換気能力（呼吸数）を評価する必要があります．

● CPXでわかるのは「心臓？」「肺？」「筋肉？」の問題

ATやpeak $\dot{V}O_2$には性別，年齢ごとの標準値があり，結果シートには実測値との比率がレポートには記載されています（% AT，% peak $\dot{V}O_2$）．また，peak時の酸素脈（O_2 pulse）との関連をみることで結果の解釈が異なってきます．O_2 pulseは，$\dot{V}O_2$/HRで算出され，報告書にはpeak $\dot{V}O_2$/HRが記載されています．Fickの式から考えると，$\dot{V}O_2$/HR＝SV×（$CaO_2 - CvO_2$）となり，SV（＝心機能）に影響されていることがわかります．peak時のO_2 pulseは，最大の心機能を反映しているとされており，標準値との比率も結果シートには記載されています（% peak $\dot{V}O_2$/HR）．ただし，β遮断薬服用患者やペースメー

カ患者ではHRが上昇しにくく，O_2 pulseは大きくなるため，過大評価には注意が必要です．

　これらを踏まえ，データ解釈をどうすればよいのでしょうか…？

・「％AT＞％peak $\dot{V}O_2$」，「％peak $\dot{V}O_2$/HR」が低いケース
　健常者では運動不足等に左右されますが，「％AT，％peak $\dot{V}O_2$」は一般的に同じ比率です．「％peak $\dot{V}O_2$が％AT」を下回り，さらに「％peak $\dot{V}O_2$/HR」が低い原因として，心機能が低下している可能性が考えられます．

・「％AT＞％peak $\dot{V}O_2$」，「％peak $\dot{V}O_2$/HR」が正常，「peak時のR＞1.1」のケース
　「peak時のR＞1.2」であるので，運動負荷として十分にかけられていますが，「％peak $\dot{V}O_2$が％AT」を下回っています．「％peak $\dot{V}O_2$/HR」は正常であり，心機能に問題はありません．この原因としては末梢の骨格筋機能の低下が考えられます．

● 運動処方の留意点
　運動療法では，AT時の運動強度や心拍数を踏まえて有酸素運動の種類や強度が処方されます．AT以上の運動を数分間，持続的に行うと，以下の変化が生じてきます．

① 交感神経活性が亢進してしまう
　CPXでは，漸増負荷がATにいたるまでに副交感神経活性が低下し，ATを超える頃から交感神経が活性化します．交感神経活性が亢進すると，①血圧・心拍数の増加（二重積の増加，すなわち心筋酸素消費量の増加），②血小板活性化（血小板血栓の発生），③脾臓・肝臓などから血管内への血球成分の移動，④脱水（血液粘度の上昇）が生じます．これらによって虚血性心疾患（狭心症，急性冠症候群）が誘発され，交感神経活性により不整脈が誘発されることも考えられます．

COLUMN 9

ATとは…？

Wassermanら[5]は，ATを「有酸素代謝に嫌気性代謝が加わり，それに関係したガス交換の変化が生じる直前の運動強度またはVO_2」と定義しました．

運動開始1分以内のエネルギー基質は，骨格筋内のアデノシン三リン酸（ATP），クレアチニン，ブドウ糖などですが，その後は血液中のブドウ糖と脂質に代わります．ATPは筋肉内に微量にしか貯蔵されていないため，ATPを絶えず再合成しなければ，運動を長く継続することはできません．

ATPを再合成する過程は，①ATP-クレアチンリン酸系，②乳酸-ATP系（解糖系），③糖質・脂質の酸化-ATP系，の3つに分類されます．①ATP-クレアチンリン酸系は短時間の激しい運動で作動しますが，クレアチンリン酸は微量なので，数秒間しか運動を継続できません．中等度以上の運動継続には②乳酸-ATP系によるATP合成が必要となってきます．AT未満の強度の運動（有酸素運動）を継続するには，③糖質・脂質の酸化-ATP系（酸化系）が必要となります．

③糖質・脂質の酸化-ATP系は有酸素代謝で，糖質であるブドウ糖は運動開始10分くらいまでのエネルギー基質の中心であり，徐々に脂質へと移行していきます．②乳酸-ATP系は嫌気性（無酸素）代謝で，この系が作動すると，体内でのCO_2産生量はO_2消費量よりも多くなっていきます．

このように，運動強度の増加と共に有酸素代謝から嫌気性代謝に切り替わる酸素摂取量をATと呼び，運動処方に活用されるのです．

②乳酸産生が亢進してしまう

嫌気性代謝が亢進すると，血中の乳酸産生が持続的に増加します．乳酸産生の増加は，代謝性アシドーシスへと傾くので，代償的に換気が亢進します．運動中に会話が途切れる程度の呼吸数増加，換気亢進が認められるようであれば，ATを超えたRC point付近の高い運動強度になっていると判断できます．

CPXの実践例（教えます…）

症　例：50代，男性，身長180 cm，体重95.4 kg，BMI 29.4

診断名：急性心筋梗塞［残存狭窄：右冠動脈（RCA）#4 AV 75%，左前下行枝（LAD）#6 50%，#7 75%，#8 90%］

CPX：
AT：3.5 METs（運動強度：61 W），peak $\dot{V}O_2$：5.3 METs（119 W），HR@AT：109 beat/min，peak HR：123 beat/min，SBP@AT：125 mmHg，peak SBP：153 mmHg，peak O_2 pulse：12.3 ml/beat，$\dot{V}_E$ v.s. $\dot{V}CO_2$ slope：35.7

● どのように運動処方していくか…？

　この症例を読み解いてみます．AT，peak $\dot{V}O_2$ より運動耐容能は保たれていることがわかります．ただし，心筋梗塞発症後の急性期であるためβ遮断薬の内服による心拍応答の制限や，年齢による予測最大心拍数（HRmax：220−51＝169 beat/min）を考えると，CPXでは運動負荷をpeakまでかけていなかったことがわかります．peak O_2 pulseからは心機能が保たれていることがわかり，$\dot{V}_E$ v.s. $\dot{V}CO_2$ slopeからは換気効率が正常であることが確認できます．しかし，ATを超えてpeak付近になると，ST変化が認められることから，残存狭窄に注意してアプローチしていく必要があるでしょう．以上により，運動強度はAT以内とし，運動中の心電図モニター，血圧管理で虚血閾値（DP：109×125＝13,625）を超えないように，監視しながら運動療法を行っていく方針としました．

COLUMN 10

二重積（double product；DP）とは…？

「DP＝心拍数（HR）×収縮期血圧（SBP）」で表され，心筋酸素消費量との相関が高い臨床指標のことです．血圧と心拍数を測定すれば得られる指標なので，日々の臨床で活用できます．

運動負荷時に1mm以上の水平，または下行型ST低下が出現した時点のDPは虚血閾値といわれ，運動中のリスク管理に利用されます．

極めに究めると，こんなことができる！

1. カルテ情報とフィジカルアセスメントを統合して評価できる
2. 客観的指標を障害に合わせて選択し，治療効果を判定できる
3. CPXの適応と解釈ができ，運動療法に活かすことができる

● 文献

1) 松永篤彦: 循環器理学療法におけるリスク評価と管理. 理学療法学 36 (4), 246-50, 2009.
2) https://nurseful.jp/nursefulshikkanbetsu/pulmonology/section_1_01_01/.
3) 畠中泰彦: サルコペニア研究 —— 理学療法士によるバイオメカニクス的アプローチ スポーツメディスン 27 (9) : 2-11, 2015.
4) Izawa KP, Watanabe S, et al: Muscle strength in relation to disease severity in patients with congestive heart failure. Am J Phys Med Rehabil 86 : 893-900, 2007.
5) Wasserman K, J.E. Hansen, et al: Principles of exercise testing and interpretation 2nd ed. p3, p130, Lea and Febiger, 1994.

CHAPTER 8
運動療法は，目的ごとに「有酸素運動」と「レジスタンストレーニング」に分け，早期に開始

> 極める1　運動機器を患者に合わせて選ぶ
> 極める2　レジスタンストレーニングを早期に始めるべし！（目的別に種目を決める）
> 極める3　リハビリ室で心電計を常に装着する必要はない
> 極める4　リハビリ以外で活動量を増やそう

極める1 ≫ 運動機器を患者に合わせて選ぶ

　循環器疾患，呼吸器疾患，生活習慣病において，運動療法は重要な治療の1つです．内部障害への運動療法は，「**有酸素運動**」「**レジスタンストレーニング**」が基本であり，患者に合わせて運動機器を選ぶことが重要です．
　教科書的な運動療法は，

> ① 最高酸素摂取量（peak $\dot{V}O_2$）の40〜60％のレベル，または嫌気性代謝閾値（AT）レベルのHR（心拍数）
> ② 心拍数予備能（HR reserve）の30〜50％，または最大HRの50〜70％
> 　・Karvonenの式（[最高HR−安静時HR]×k+安静時HR）において，軽症（NYHA I〜II）ではk=0.4〜0.5，中等

(101)

> 症〜重症（NYHA Ⅲ）では k＝0.3〜0.4
> ③ 自覚的運動強度（RPE または Borg 指数）：11（楽である）
>   〜13（ややきつい）のレベル
> ④ 運動持続時間：1 回 5〜10 分×1 日 2 回程度から開始，
>   1 日 30〜60 分（1 回 20〜30 分×1 日 2 回）まで
>   徐々に増加

となっています（5章，極める3参照）．

臨床的にはそれ以外に，

運動中にスムーズに会話ができていれば有酸素運動（よし！）

と判断してよいと思います．ただし，「HR＞110 bpm」で心拍出量が低下するので注意しましょう．

　運動療法は術後を含め，急性期に離床ができたあとに始めます．循環器疾患の運動療法の開始基準を例に挙げると表1のとおりですが，他の内部障害においても急性期の病態が落ち着いていることが前提となります．すなわち「炎症所見が遷延していない」「心不全や肺疾患のマーカー（BNP，IL-6 など）が増加していない」「血圧や心拍数が安定している」などが挙げられます．

　また，「栄養状態が不良（食欲不振，低栄養）」の場合は，運動によりエネルギーが過剰に消費されやすいため，多職種で運動療法を開始するタイミングを検討する必要があります．

　運動療法では負荷を定量的に設定するために運動機器が役立ちます．しかし，機器ならなんでもいいわけではありません．主要な有酸素運動機器のタイプと使用時のポイントを押さえておきましょう．

表1　回復期運動療法開始基準

心筋梗塞	大血管	心臓外科手術後	不整脈
①胸痛，呼吸困難，動悸などの自覚症状が出現しない ②心拍数が120 bpm以上にならないこと，または40 bpm以上増加しない ③危険な不整脈が出現しない ④心電図上1 mm以上の虚血性ST低下，または著明なST上昇がない ⑤室内トイレ使用時までは20 mmHg以上の収縮期血圧上昇・低下がない（ただし，2週間以上経過した場合は血圧に関する基準は設けない）	①炎症 ・発熱37.5℃以上 ・炎症所見（CRPの急性増悪期） ②不整脈 ・重症不整脈の出現 ・頻脈性心房細動の場合は医師と相談する ③貧血 ・Hb8.0 g/dL以下への急性増悪 ・無輸血手術の場合はHb7.0 g/dL台であれば医師と相談する ④酸素化 ・SpO₂の低下（酸素吸入中も92%以下，運動誘発性低下4%以上） ⑤血圧 ・離床期には安静時収縮期血圧100 mmHg以下，140 mmHg以上 ・離床時の収縮期血圧の30 mmHg以上の低下 ・運動前収縮期血圧の100 mmHg以下，160 mmHg以上 ⑥虚血性心電図変化，心拍数120 bpm以上	①胸痛，強い息切れ，強い疲労感（Borg指数＞13），めまい，ふらつき，下肢痛がない ②他覚的にチアノーゼ，顔面蒼白，冷汗が認められない ③頻呼吸（30回/分以上）を認めない ④運動による不整脈の増加や心房細動のリズム変化がない ⑤運動による虚血性心電図変化がない ⑥運動による過度の血圧変化がない ⑦運動で心拍数が30 bpm以上増加しない ⑧運動による酸素飽和度が90%以下に低下しない	Lown分類2度以上の心室不整脈 ①心室頻拍（3連発以上） ②R on Tの心室期外収縮 ③頻発する単一源性心室期外収縮（30%以上） ④頻発する多源性の心室期外収縮（30%以上） ⑤2連発（1分間に2回以上）

Borg指数（自覚的運動強度），Lown分類（心室期外収縮の重症度分類）

❶ 自転車エルゴメータ

　自転車エルゴメータは，大きくアップライト型と（背もたれのある）リカンベント型に分かれます（図1）．

　「アップライト型」は，サドルをまたぐ動作が必要となることから，転倒リスクの高い症例や高齢者には不向きです．また，下肢が終始下にあるので，下肢末梢の血流が増加し血圧が低下する可能性があります．血圧低下によるめまい等の症状がないかを必ずチェックしましょう．特に心不全患者は血圧が低めに管理されているため，注意が必要です．血圧低下が問題になるケースでは，「リカンベント型」を選択しましょう．

　リカンベント型には背もたれがあるため，体幹筋や大腿直筋の活動がより低いとされています．体幹が変形している場合や腰痛がある方でも比較的ラクにこげるでしょう．

　逆に，アップライト型では体幹筋群とともに下肢の筋がより活動するため，下肢筋をトレーニングしたい場合には積極的に使用します．リカンベント型であっても，前方の手すりに掴まってもらい，背もたれから体幹を離してペダルをこぐと，下肢筋の活動が高まりやすいです．何ごともひと工夫というところでしょうか…（図2）．

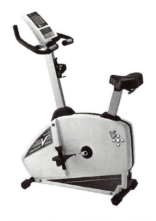 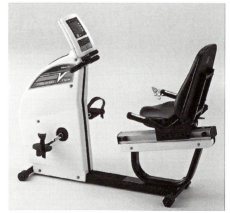

図1　アップライト型（左）とリカンベント型（右）

サドルの高さや姿勢もこぎ易さや運動強度に影響します．サドルの高さは，ペダルを踏む下肢が伸びたときに膝が軽く屈曲するぐらいに調整しましょう．サドルを高めにすると，下肢関節の屈曲制限を合併している症例にも対応できます．

　ペダルをこぐ回転数は60回転/分が推奨されていますが，筋パワーの改善を目的とするのであれば，回転数を多めに設定しましょう．どちらにしても，

$$運動強度（watts）＝ペダルの重さ（トルク）×回転数$$

なので，運動強度が一定であれば，「回転数を増やすとペダルが軽くなり」「回転数を落とすとペダルが重くなる」ことは知っておくべきです．

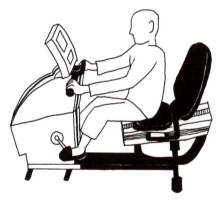

図2 背もたれから体幹を離してこぐリカンベント型エルゴメータ運動の方法

❷ トレッドミル

　トレッドミルは，間欠性跛行を呈する閉塞性動脈硬化症などの**末梢動脈疾患 (peripheral arterial disease：PAD)** の患者で多く使われます．ただし，トレッドミルは動く歩道を逆走するようなものなので，通常の歩行とはバランスのとり方や運動のしやすさが異なるため，転倒などの事故には十分注意したいところです．片麻痺患者は健常者と比べて，基本動作や歩行における酸素消費量が多いといわれています（図3）[1]．すなわち，「運動しづらい＝運動効率が悪い」ので．酸素消費量が増加し，疲労感が強く出てしまうのです．これを考慮しておかないと，転倒のリスクだけでなく，運動に対する患者の拒否感につながるので注意しましょう．このようなケースでは，自転車エルゴメータでの運動を先に行うのも一法です．トレッドミルは，若年者や，自転車エルゴメータ運動では物足りなくなってきた方など，運動耐容能が比較的保たれている症例に積極的に導入したほうがよいと思います．

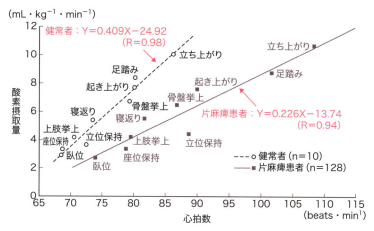

図3　健常者と片麻痺患者における心拍数と酸素摂取量との関係の比較〔文献1）より〕

極める2 ≫ レジスタンストレーニングは早期に始めるべし！（目的別に種目を決める）

❸ レジスタンストレーニング

レジスタンストレーニングとは **50% 1 RM (repetition maximum, 反復最大回数)** 以上の抵抗量を与える運動です[2]．内部障害患者へのレジスタンストレーニングは単なる筋力アップだけでなく，

> ● 除脂肪体重の増加，インスリン感受性の改善，運動耐容能の改善などを目的とした運動

です（表2）[3]．

レジスタンストレーニングは負荷が高いぶん，リスクもともないます．『心血管疾患におけるリハビリテーションに関するガイドライン（2012年改訂版）』[4]では，有酸素運動と同様，「急性期」では禁忌です．ただし，筋力アップを主たる目的とした運動は，各種モダリティを使用し負荷強度を下げ（40% 1 RM 程度；20回以上連続でできる運動），早期から始めて ADL の改善につなげたほうがよいでしょう（図4）．この場合，低強度から始め，少なくとも「40% 1 RM」で運動できるように進めていきましょう．

表2 レジスタンストレーニングと有酸素運動の効果[文献3)より]

機　能	レジスタンストレーニング	有酸素運動
●体組成		
体脂肪量	↓	↓↓
骨格筋量	↑↑	⇔
骨ミネラル密度	↑↑	↑↑
●骨格筋力	↑↑↑	⇔↑
●糖代謝		
インスリン反応	↓↓	↓↓
インスリンレベル	↓	↓
インスリン感受性	↑↑	↑↑
●血清脂質		
HDL-C	↑⇔	↑⇔
LDL-C	↓⇔	↓⇔
中性脂肪	↓⇔	↓↓
●心血管動態		
安静時心拍数	⇔	↓↓
1回拍出量	⇔	↑↑
安静時心拍出量	⇔	⇔
最大心拍出量	⇔	↑↑
安静時血圧		
収縮期	⇔	↓⇔
拡張期	⇔	↓⇔
●最大酸素摂取量(運動耐容能)	↑⇔	↑↑↑
●基礎代謝	↑	↑⇔
●健康関連QOL	↑⇔	↑⇔

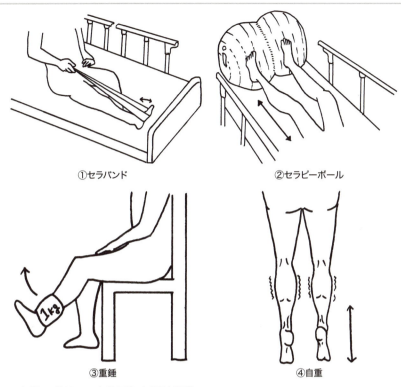

図4 各種モダリティを使用した抵抗運動
ベッドサイドでは「40% 1 RM未満」の強度で，①セラバンド，②セラピーボール，③重錘，④自重を用いて抵抗運動を行う

1 RM をどうやって決める？

　トレーニングで用いる負荷強度の設定には，適定法（表3）と1 RM測定があります．適定法は簡便ですが，「患者さんが，何回重りをもち上げられるか…？」という自覚的な感覚を頼りに設定するものなので，設定する負荷強度に個人差が生じやすいです．
　1 RM測定では，等尺性収縮などによる心負荷が懸念されますが，実際は，適定法よりも心負荷が小さく，安全といわれています[5]．

第8章　運動療法は，目的ごとに「有酸素運動」と「レジスタンストレーニング」に分け，早期に開始

しかし，徐々に重さを増やしていき最大重量を決定するため，もち上げ回数が増えることで疲労が生じ，最大重量を過小評価してしまう可能性もあります．この誤差を小さくするためには，**適定法で1 RMを推定し，その重さから増減して決める方法がベター**でしょう．徒手筋力測定機器による膝伸展筋力から，「1 RM＝膝伸展筋力（kgf）×0.187＋0.188」の式を用いて算出できるかもしれません（図5）[6]．

表3 適定法

％1 RM	連続で運動が可能な回数
60	17回（17 RM）
70	12回（12 RM）
80	8回（8 RM）
90	5回（5 RM）
100	1回（1 RM）

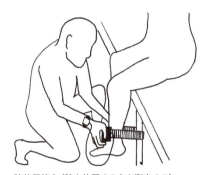
膝伸展筋力（膝を伸展する力を測定する）

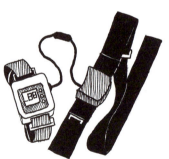
HHD（ハンドヘルドダイナモメーター）

図5 膝伸展筋力評価［文献6)より］

COLUMN 11

目的は「筋力」だけ？

「筋力や筋量を増やす」といった短絡的な目的のみで，レジスタンストレーニングを導入することは臨床的ではありません．骨格筋の障害が「どの部位に」「どのように生じているか」を病態と共に評価したうえで，目的によって，レジスタンストレーニングのプロトコルを変えるべきです．プロトコルは，米国スポーツ医学会（American College of Sports Medicine）が提唱した目的別トレーニングプロトコルを参考に検討するとよいでしょう（表4）[7,8]．

筋肥大を主目的とした場合には，高強度の負荷が必要であり，筋持久力改善を主目的とした場合には，低強度負荷で回数を増やすようなトレーニングが主体となります．低強度の負荷でも，運動速度をゆっくりすること（4～6秒かける）によって筋力や筋量の増大効果が得られますが，その際心疾患患者で血圧や脈拍の変化に十分に注意しましょう．高齢者でも，高速度のトレーニングによって，筋パワーが向上することがわかっています．

表4 目的別レジスタンストレーニングの定義と一般的なトレーニング方法

目的	定義	負荷	量	安静期間
筋力	最大外力を発揮するための筋の能力	60～70% 1 RM（初級） 80～100% 1 RM（上級）	1～3セット×8～12回（初級～中級） 2～6セット×1～8回（上級）	2～3分（高強度の場合） 1～2分（低強度の場合）
筋パワー	筋パワー＝筋力×速度（距離/時間）	30～60% 1 RM（上肢） 0～60% 1 RM（下肢）	1～3セット×3～6回	2～3分（高強度の場合） 1～2分（低強度の場合）
筋肥大	筋サイズの増大	70～85% 1 RM（初級～中級） 70～100% 1 RM（上級）	1～3セット×8～12回（初級～中級） 3～6セット×1～12回（上級）	2～3分（高強度の場合） 1～2分（低強度の場合）
筋持久力	最大下抵抗を発揮し続ける能力	<70% 1 RM	2～4セット×10～25回	セット間30秒から1分

極める3 ≫ リハビリ室で心電計を常に装着する必要はない

　心電計はリハビリ中のリスク管理のために常に装着していたほうが安心ですが，自宅ではそうはいきません．心電図に問題なければ外して運動し，異常所見を認めればまた装着という方法も考える必要があります（表5）．この際，異常所見を患者からも訴えられるように指導しておくことがポイントになります．
　では，異常所見とは何か…？　それは，

いつもより違う脈や現象が生じること

です．例えば，「いつもはリズムが整っているのに，今日は脈が乱れている」とか，「自転車エルゴメータに搭載されている脈拍センサーが，いつもと違って反応しない」などです．その場合は改めて心電計（症状があれば，12誘導心電図）を装着し，評価するように心がけましょう（1章，極める4参照）．

表5　心電図モニター装着基準

- 心筋梗塞4週まで
- 心不全（EF＜30％）
- 不整脈
    - 突然死からの生存者
    - 発作性不整脈の既往
    - CPXで不整脈を発生した者（心室性不整脈の増加，発作性心房細動，ST変化）
    - ICD（CRT-D）装着者
  <u>当日の状態（いつもより違っていないか）</u>
    - 安静時頻脈
    - 脈診の乱れ
- 運動中，胸部症状，収縮期血圧の低下（SBP＜80 mmHg）あり
- 運動耐容能の低下（peak $\dot{V}O_2$＜正常予測値の50％）

EF（左室駆出率），ICD（implantable cardioverter defibrillator，植込み型除細動器），CRT-D（cardiac resynchronization therapy–defibrillator，両心室ペーシング機能付き植込み型除細動器）

極める4 ≫ リハビリ以外で活動量を増やそう

　運動療法は，リハビリ以外のときにも行うことが肝要です．なぜなら，有酸素運動，レジスタンストレーニングは，それぞれ「週3回以上」行わないと効果が低いからです．特に有酸素運動は，特別な施設や設備がなくても行えるので，リハビリ以外の時間で積極的に行い，身体活動量，歩数，摂取エネルギーを増やすよう指導しましょう．

❶「身体活動量」とは…？

　身体活動とは，安静時より「骨格筋を使ってエネルギーをさらに多く発生させている状態」であり，運動だけでなく，家事などのADLも含まれます．活動量の臨床的な評価指標には，「歩数」と「身体活動量（Ex）」があります．

　歩数は単純に歩数計で「1日に何歩歩いているか…？」を測ったものです．厚生労働省によると[9]，生活習慣病の予防のためには「65歳未満で8,500〜9,000歩/1日」「65歳以上で6,000〜7,000歩/日」が目標となります．また，「1日平均歩数を1,500歩アップ」も目標に掲げています．とはいっても，いきなり高い目標を掲げるのではなく，実際の歩数を考慮して患者に指導していきましょう．**身体活動量（Ex）**は，

$$運動強度（METs）×運動時間（time）$$

で算出されるため，運動の時間とともに強度も知る必要があります．運動強度の基準となる活動は安静座位で，これが1 METsと定義されています．快適な速度でのウォーキングは「約3 METs」なので，2時間行うと「3×2＝6 Ex」となります．国の指針では，3 METs以上の身体活動を1日60分，1週間に23 Ex以上行うよう推奨されているので，これを1つの目標としてよいでしょう．運動時間を減らしたとしても「速歩き」をすることでExを稼ぐことができます．

　歩数計は安価で簡単に歩数を測ることができます．入院中から装着し，歩数をチェックすることを心がけましょう．最近では，

> - 耐糖能異常の患者では歩数が1年間で2,000歩増加すれば，心疾患のイベントを8％抑えられる
> - 心臓外科手術後の退院前の平均歩数は2,460歩
> - 手術後1年間の心血管イベント発症による再入院となるカットオフ値は1,308歩
> - 多施設研究による高齢患者の心不全の退院時平均歩数は2,574歩であり，年齢ならびに重症度にともない減少する傾向

などが報告されています[10)～12)]．とても単純な指標ですが，歩数は，内部障害の領域では欠かせないのです．

❷ 摂取エネルギーにも目を向けよう

慢性疾患がメインとなる内部障害では，栄養が不十分のまま疾患が重症化すると，**悪液質（カヘキシア）** という状態になることが知られています（図6）[13)]．この状態では，運動療法を行ってもタンパク異化亢進（タンパク分解）となり，逆に筋肉量が減ってしまうなどの悪影響が懸念されます．これまでは，運動によるエネルギー消費に目が向けられていましたが，最近では摂取エネルギーの評価にも目が向けられています．

エネルギー消費は「**基礎代謝＋運動（家事も含む身体活動）による消費**」とされ，筋肉量を増やすならば，それ以上のエネルギーを摂取する必要があります．「1日あるいは1週間の活動をどれくらい行えばよいのか…？」を評価したうえで，「どの程度の栄養を摂取すればよいのか…？」についても管理栄養士と協力しながら指導していきましょう．

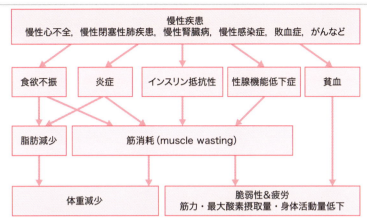

図6　悪液質（カヘキシア）の定義（文献13）より）
慢性疾患を有し食欲不振や炎症性変化などが生じることで，12カ月で5%以上の体重減少（またはBMI<20 kg/m²），かつ①筋力低下，②疲労，③食欲不振，④低除脂肪量指数，⑤異常生化学検査結果（炎症マーカー（CRP，IL-6）の上昇，貧血（Hb<12 g/dL），低アルブミン（<3.2 g/dL））の5つのうち，3つ該当した場合に診断される

極めに究めると こんなことができる！

1. 患者を「ただ自転車に乗せて運動させる」ことがなくなる
2. レジスタンストレーニングを目的別に行える
3. （患者，PT共に）心電図にしばられずに運動を指導できる
4. Ex，歩数，摂取エネルギーにより活動量を評価しながら患者を指導できる

●文献

1) 森英二: 脳卒中片麻痺患者の基本動作に関する運動生理学的研究. 日本リハビリテーション医学会誌 1996；33 (1)：49-60.
2) American Association of Cardiovascular and Pulmonary Rehabilitation：Guideline for Cardiac Rehabilitation and Secondary Prevention. 4th ed. Champaign：Human Kinetics；2004.
3) Williams MA, Haskell WL, et al: Resistance exercise in individuals with and without cardiovascular disease：2007 update：a scientific statement from the American Heart Association Council on Clinical Cardiology and Council on Nutrition, Physical Activity, and Metabolism. Circulation. 2007 Jul 31；116 (5)：572-84.
4) 日本循環器学会, 日本医学放射線学会, 他: 循環器病の診断と治療に関するガイドライン (2010年度合同研究班報告), 大動脈瘤・大動脈解離診療ガイドライン (2011年改訂版). 2011.
5) Werber-Zion G, et al: Left ventricular function during strength testing and resistance exercise in patients with left ventricular dysfunction. Journal of Cardiopulmonary Rehabilitation 24：100-109, 2004
6) 平野康之, 山崎裕司, 他: 膝伸展1Repetition Maximumと膝伸展ピークトルクの関連. 総合リハビリテーション 2001；29：651-4.
7) http://www.acsm.org/docs/brochures/resistance-training.pdf.
8) American College of Sports Medicine: American College of Sports Medicine position stand. Progression models in resistance training for healthy adults. Med Sci Sports Exerc. 2009 Mar；41 (3)：687-708.
9) http://www.mhlw.go.jp/stf/seisakunitsuite/bunya/kenkou_iryou/kenkou/kenkounippon21.html.
10) Yate T, Haffner SM, et al: Association between change in daily ambulatory activity and cardiovascular events in people with impaired glucose tolerance (NAVIGATOR trial)：a cohort analysis. Lancet. 2014 Mar 22；383 (9922)：1059-66.
11) Takahashi T, Kumamaru M, et al: In-patient step count predicts re-hospitalization after cardiac surgery. J Cardiol. 2015 Oct；66 (4)：286-91.
12) 齊藤正和, 塩谷洋平, 他: 多施設共同研究による高齢心不全患者の障害度別アクティブガイドの作成 (平成25年度研究助成報告書). 理学療法学 42 巻 (2015) 2 号 p. 138-139.
13) Evans WJ, Morley JE, et al: Cachexia：A new definition. Clin Nutr. 2008 Dec；27 (6)：793-9.

CHAPTER 9 生活リズムを考慮した達成できる目標設定で，寄り添う患者教育を

極める1 指導の前に，1日の生活リズムを聴取しよう
極める2 達成できる目標を設定しよう
極める3 「〜してはいけない」という指導では継続できない
極める4 「多職種による指導を守れているか」を確認しよう

極める1 ≫ 指導の前に，1日の生活リズムを聴取しよう

　人間には「1日の生活リズム」があります．当然ですが，このリズムは人それぞれです．内部障害患者へのリハでは，まず，**サーカディアンリズム（概日リズム，24時間周期の体内時計）** を考慮することが大切です．サーカディアンリズムでは，日中は覚醒し，夜に眠ることを「正常」としています．

　なので，体を起こすのであれば，朝がグッドタイミングなのです．私は看護師に1日のケアのスケジュールを確認し，リハビリの時間を調整しています．ICUなどの環境では，「せん妄」を合併することが少なくありません．せん妄には，外の日光が効果的です．せん妄を合併した患者に車椅子での屋内散歩を指導したことで，せん妄が日に日に改善していったケースを私は多く経験しています．日光を浴びることで，ビタミンDが体内で生成されることも指摘されていま

(117)

す．ビタミンDは骨の生育に大切な血中のカルシウム濃度を高める作用のほかに，免疫作用を高め，筋肉をつくる重要な栄養素です．外来患者で日中に時間がとれる方には，屋外散歩を促すことも一案ですね．

しかし，夜間に仕事をしている患者は日中に運動しにくいので，「覚醒しているときにどのように活動できているのか…？」が大切な情報となります．1日の生活リズム，職業，活動量をチェックし患者指導に活かしていきましょう（8章，極める4）．

極める2 » 達成できる目標を設定しよう

いきなりですが，「体重（体脂肪）を減らす」ことがリハの目標にしやすいかもしれません（図1）．

体重が増加し，肥満になることで，心臓，肺，腎臓への負担が増し内部障害が生じやすくなります．

一方，栄養状態が悪く痩せてしまう患者ではむしろ体重を減らせないようにすることが重要となります．

また，「高血圧」「糖尿病」「脂質異常症」「動脈硬化病変」の発症や，「腎機能障害」にもつながります．

内部障害の再発や重症化を予防するためには，「BMI（体重/身長^2）22」を保つことが重要とされています．そのため，**肥満患者には，「BMI22を目指しましょう！」**とシンプルにいいたいところですが，肥満患者が22をクリアするには10 kg以上の減量が必要という計算になります．なかなか，カンタンではないですよね．

体重は「摂取カロリーと消費カロリーの差」により増減します．体重（脂肪）を1 kg減少させるのに，どのくらいのカロリーが必要かおわかりですか？　じつは，「8,000 kcal」の消費が必要なのです．

摂取カロリーは食事内容により決まり，消費カロリーは「基礎代謝（全エネルギー消費量）＋運動（運動によるエネルギー消費量）」の合計となります．基礎代謝は「体重」，運動は「運動量」に規定されます（図2）．同じ体重でも筋肉量が多

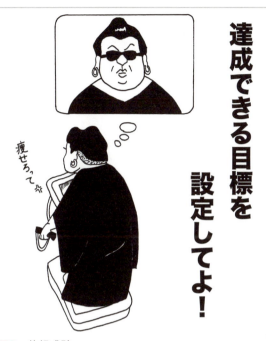

図1 体組成計
体重,体脂肪,筋肉量などを測定できる(ペースメーカ植込み患者は禁忌)

いほうが,基礎代謝量が増え,消費カロリーが大きくなります.すなわち,減量には

> **骨格筋量を増やす**
> **レジスタンストレーニング(70% 1 RM 以上)を**
> **併用した有酸素運動**

がカギになります.

1カ月 6,000〜9,000 kcal のマイナス消費カロリーにできれば,1日あたりマイナス 200〜300 kcal×30 日=1カ月1kgの減量が現実的になるわけです.
いきなり「10 kg 減らしましょう」ではなく,「1カ月1kgを目指しましょう」のほうが現実的で,患者は運動をイヤにならずに継続しやすいでしょう.

全エネルギー消費量

- 全消費エネルギー (total energy expenditure；TEE)
  = BEE × 活動係数 × ストレス係数

- 基礎エネルギー消費量 (basal energy expenditure；BEE)
  → 男性：$66.5 + (13.7 \times 体重) + (5.0 \times 身長) - (6.8 \times 年齢)$
  → 女性：$655.1 + (9.56 \times 体重) + (1.85 \times 身長) - (4.7 \times 年齢)$
  (Harris-Benedict式)[1]

運動によるエネルギー消費量

- エネルギー消費量 (kcal) = $1.05 \times 体重 \times METs \times 運動時間(時)$

活動係数の例

作業	係数
寝たきり	1.0〜1.1
ベッド上安静	1.2
ベッドサイドリハ	1.2
ベッド外活動	1.3
リハ室でのリハ	1.3〜1.5
軽労働	1.5
中〜重労働	1.7〜2.0

ストレス係数の例

状態	係数
術後3日間	1.1〜1.8
骨折	1.1〜1.3
褥瘡	1.1〜1.6
感染症	1.1〜1.5
体温	1℃上昇ごとに0.2追加 (37℃：1.2, 38℃：1.4)

身体活動のメッツ

身体活動	METs
静かに座っている	1.0
静かに立つ	1.2
座って読書する	1.3
座って食事，デスクワーク	1.5
更衣，整容 歩行 (平地，3.2 km/h)	2.0
歩行 (平地，4.0 km/h)，階段下り 筋力トレーニング (軽〜中等度)	3.0〜3.5
階段上り	4.0

図2 エネルギー消費量の算出法
活動係数，ストレス係数，METsをそれぞれ入力し，概算を出すことができる

> **極める3** 「〜してはいけない」という指導では継続できない

　内部障害患者への運動や食事の指導では「心臓に負担がかかるので，〜してはいけない」という口調になってしまいがちです．

　内部障害患者にとって，過負荷な運動は原疾患を悪化させてしまうため避けなければなりません．しかし，「無理な運動や趣味はやってはいけません」などの教科書的な指導では長続きしませんし，患者は納得しにくいでしょう．例えば，病前に登山，ときにはマラソンや競技スポーツを趣味としていて，病気の発症により諦めなければいけない方も少なくありません．患者としては「どうにか…，登山が無理でもハイキング」「マラソンが無理でもジョギング」といった形でレベルを下げてでも元のスタイルに近い運動をしたいと思うでしょう．
　実際はCPX（心肺運動負荷試験）で運動耐容能を評価し，運動の可否を主治医とともに検討するのですが，その際に，患者の希望を指導する運動のスタイルに反映させることが，われわれの役割といえます．だって運動療法中に，PTは患者とたくさん会話できますし，他職種に比べてはるかに患者とコミュニケーションをとりやすい環境にいますからね．「〜してはいけません」ではなく，患者の本音の目標，希望を柔軟な姿勢で聞けるかどうかがビギナーとエキスパートの違いといえます．

　内部障害患者には，**運動制限**とともに**食事制限**（減塩，タンパク制限，水分制限，脂質・糖質制限）がつきまといます．患者がストレスを感じることはかんたんに想像できますよね．ですから，ときには「（すべてではなく）ここだけは制限しましょう」という姿勢も大切だと思います．
　高血圧，心疾患，特に心不全に対しては減塩目標を「1日6g」以下としますが，味付けの濃い食事に慣れた患者ではすぐに物足りなくなってしまい，約束を守らない患者もでてきます．この対策としては，すべてを減塩食にするのではなく，

おかずの1品は，通常の味付けにして飽きさせない

工夫も効果的であるといわれています．

COLUMN 12

やる気を出させるリハビリ

理学療法プログラムの進行が遅れる原因として，患者の意欲低下や動くことに対する不安感があります．このような問題には，離床プログラムを視覚化して患者に示すことで，患者の気持ちを目標に向けていくこともよいでしょう（図3）[2]．

目標は体重でも筋力でも何でもよいと思います．目標を視覚化し，経過日数と共に達成度を書き入れていくことで意欲がわいてきます．ちょっとしたひと工夫で効果は変わってくるのです．

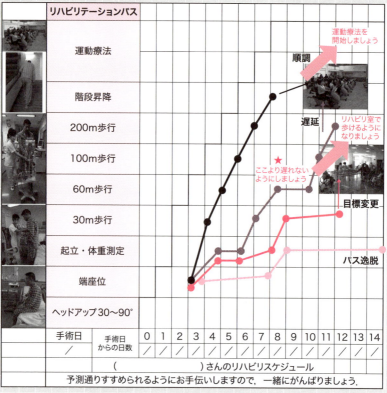

図3 心臓外科手術後の離床パス（文献2）より）
術後日数ごと（横軸）に達成した離床段階（縦軸）にチェックをして棒グラフでつなげ，「達成感」という正の強化刺激を付加できる．パス遅延例には目標達成への意欲の向上を促す．さらに遅延している場合は達成しやすいような目標に下方修正して変更することで，患者の意欲維持につながる

こうすることで，食事量が減って，体重減少が問題になることも少なくなるでしょう．「～してはいけない」という通り一遍の指導では，患者は適切な運動や食事管理を継続することができません．ストレスをためるだけで悪影響を及ぼすこともあるのです．

順調に食事制限ができて体重が落ち着いていたら，ご褒美として外食したことを容認するなど，QOLを保ちながら指導することもあります．

訪問サービスとして，管理栄養士が食事をつくることや宅配食を手配することなど，患者のニーズに応じた指導を多職種と相談しながら行うのもよいでしょう．

> **極める 4** ≫ 「多職種による指導を守れているか」を確認しよう

PTは，「どのような運動を行うのか…？」「どのくらい行うのか…？」など，いわゆる **FITT**の原則に沿って運動療法を計画します．運動処方におけるFITTとは，「**Frequency（頻度）**」「**Intensity（強度）**」「**Time（時間）**」「**Type（種類）**」です．主治医と相談しながら患者の病態，生活リズムに合わせてこれらを指導しましょう．

運動療法については，PTがチームのなかでイニシアチブをとって指導にあたることがよいのですが，実際は，運動の強度や運動中の脈拍だけをみて，「処方どおりに運動を行わせているだけ」の場合が少なくありません．これは「誰でもできる仕事」といえます．

運動をしているときにスムーズに会話ができることは「有酸素運動である」証しといえることを前述しましたが (8章，極める1)，覚えていますか…？　では，いったいどんな会話をすればいいのでしょうか…？

- 息切れはしますか？
- 胸がドキドキしますか？
- 足が疲れていませんか？

症状を確認する会話はもちろん大切ですが，私はほかにもいろいろな話をしています．

患者との信頼関係には世間話も必要です．看護師からの情報でわかることもありますが，さらに深めて聞いていきます．

　例えば，「仕事は夜勤なので1日2食になってしまう」「外食が中心」など，少しずつ信頼関係を得ながら生活状況を聴取していき，問題点があれば，運動中に指導を織り交ぜて会話することを心がけてください．

　そして，PTとして，看護師の生活指導，管理栄養士の食事指導，薬剤師の薬剤指導の内容を把握しておくことも大切です．決して「PTがすべての指導を行う」ということではありません．あくまで「1人ひとりの患者に対し，多職種がどのような指導をしているのか…？」を把握するという視点が求められるということです．なので，多職種の指導内容を患者が理解し，実践できているか，を運動中の会話で確認する習慣をつけましょう．もし指導が守られていなければほかの職種と再指導について相談することが大切です．

極めに究めると，こんなことができる！

1. 患者の生活リズムに寄り添った「1日のリハビリ計画」が立てられる
2. 達成できる目標を患者と共有できる
3. 患者の生活に沿った指導が多職種とできる
4. 運動中に多職種が行った指導が遵守されているかを確認できる

● 文献

1) Harris JA, Benedict FG: A biometric study of human basal metabolism. Proc Natl Acad Sci U S A. 1918 Dec；4 (12)：370-3.
2) 宮澤寛子，高橋哲也．他：心臓外科手術後の離床に対する応用行動分析学的アプローチ —階段パス導入についての紹介—．心臓リハビリテーション 13 (1)：100-4, 2008.

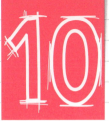

CHAPTER 10 研究に基づく臨床を実践する

> 極める1　科学的根拠がある「評価」と「治療」を知り，患者への説明に活かす
> 極める2　主要な臨床研究疑問・仮説には，根拠を把握し答えられるようにしておく
> 極める3　他分野の評価や治療を取り入れる

極める1 ≫ 科学的根拠がある「評価」と「治療」を知り，患者への説明に活かす

　内部障害を評価するには，体の内部に起きている障害を「数値化」することが必要です．そのために「客観的指標」を用いることの重要性を，本書を通じて述べてきました．ただ，客観的指標なら何でもよいわけではなく，理学療法士（PT）には「科学的根拠がある指標」を用いることが求められます．つまり，これが，**研究に基づく臨床**です．

　では，科学的根拠の目安とは，何でしょうか…？　それはズバリ，エビデンスレベルのことです．エビデンスレベルとは，理学療法評価の妥当性と，介入の有効性を示すものであり，全く意味のない（または，むしろ「逆効果である」）ことが証明されている評価や介入を行うことがないよう，根拠の質を段階づけ（レベル化）をしているわけです．ある評価や介入に関するエビデンスレベルは，研究手法（質と量）によって異なります（表1）．

例えば、『心大血管疾患 理学療法診療ガイドライン』[1]では、表2, 3のごとく、評価や介入について推奨グレードを決定しています。推奨グレードは各学会等のガイドラインによって定義が異なりますが、段階づけに大きな違いはありません。

一方、科学的根拠が「今は」なくても、臨床で疑問に思ったことを研究で明らかにすることもできます。それが「臨床研究」です。臨床研究では、臨床上の疑問から、評価項目を洗い出し、そこから得られた評価項目に対して改善できる理

表1 「理学療法介入」のエビデンスレベル分類

エビデンスレベル	内容
1	システマティック・レビュー/ランダム化比較試験のメタアナリシス
2	1つ以上のランダム化比較試験による
3	非ランダム化比較試験による
4a	分析疫学的研究(コホート研究)
4b	分析疫学的研究(症例対照研究、横断研究)
5	記述研究(症例報告やケース・シリーズ)
6	患者データに基づかない、専門委員会や専門家個人の意見

表2 「理学療法評価(指標)」の推奨グレード分類[文献1)より]

推奨グレード	内容
A	信頼性、妥当性のあるもの
B	信頼性、妥当性が一部あるもの
C	信頼性、妥当性は不明確であるが、一般的に使用されているもの(ただし、「一般的」には学会、委員会等で推奨されているものも含む)

表3 「理学療法介入」の推奨グレード分類[文献1)より]

推奨グレード	内容
A	行うように勧められる強い科学的根拠がある
B	行うように勧められる科学的根拠がある
C1	行うように勧められる科学的根拠がない
C2	行わないように勧められる科学的根拠がない
D	無効性や害を示す科学的根拠がある

学療法アプローチを行い，その結果をレポートすることによってエビデンスレベルが確立されます．では，「評価」と「介入」に関する臨床研究の基本的な流れを紹介します．

「評価」と「介入」

● 評 価
- 「心不全が悪くなるたびに活動量が落ちるなぁ，下肢の筋力が落ちているのだろうか…？」
- 「心不全の入院治療後，退院するときに体重が落ちているが，その理由は，筋量…？ 脂肪量…？」

このようにPTが各心不全患者を担当し，評価を行っていれば，きっと臨床上の疑問が自然に浮かんでくると思います．まずは，その疑問が本当に当たっているかを検討することから始めましょう．

● 介 入
- 「なるほど，心不全患者は筋力や筋肉量が落ちることがわかったが，運動を強くしすぎてもいけないなかで，どのような運動をすればよいだろうか…？」

実際に筋力が落ちていると，心不全の予後が悪いことが「評価」でわかったならば，それを改善するべく介入方法を考えるのが次のステップです．

これらの一連の研究の流れをまずは自分の働いている施設で行います．さらに学会等で成果を公表し意見交換の幅を広げれば，他施設研究も行えるようになるでしょう．すなわち臨床上の課題をしかるべき手段で，「評価の研究」➡「介入の研究」➡「成果発表」➡「論文化」すれば，自分が思っている仮説のエビデンスレベルを上げることができるのです．

リハビリテーションの目標を決めて，患者がそこに到達できれば，機能面，あるいはADLにおいて「何が獲得できるのか…？」をきちんと説明することがPTの重要な仕事の1つといえます．

　例えば，「筋力を年齢標準値にまで到達させる」「体脂肪を減らして筋肉量を増やす」などの目標を定めて，「ここまで回復すれば，予後がよいことが報告されています」といった話をすると，リハビリへの意欲をも向上させるのです．

　図1のような筋力の推移を示すと，目標に到達できているかどうかを視覚的に感じてもらうことができるので，患者の意欲をさらに引き出すことができます．

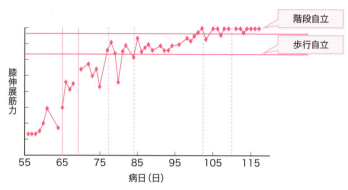

図1　膝伸展筋力の達成目標の一例

極める2 》 主要な臨床研究疑問・仮説には，根拠を把握し答えられるようにしておく

心臓外科手術前の理学療法についての臨床研究ギモン

❶ 術前から理学療法は必要か？

　術前からの理学療法介入は，術前の身体機能（表4）に加えて，患者や家族の不安解消や信頼関係の構築，術後の鎮痛薬依存の軽減などにより，術

後の離床プログラムを円滑に進められるという報告があります[2,3].

❷ 術前の因子は術後プログラムに影響を与えるのか？

術前の状態と手術状況によって術後離床プログラムの100 m歩行自立日を予測することが可能とされています[4]. 栄養状態の程度, 心不全・腎機能障害の重症度, 高齢者における歩行速度は術後プログラムを遅らせる要因になると報告されています[5~8]. 腎機能障害では重症になるほど筋力と運動耐容能が低下するため, 術前の機能面への介入や栄養の補給により, 「術後のアウトカムが改善するかどうか」「予後に影響を与えるかどうか」などを検証する必要があるでしょう.

表4 心臓外科手術前の身体評価項目

評価項目	評価指標・評価法
筋力	握力, 膝伸展筋力, (呼吸筋力)
バランス能力	片脚立位テスト, functional reach test
運動耐容能	6分間歩行試験, 心肺運動負荷試験(CPX)
呼吸機能	肺機能(%VC, FEV1.0%), 咳嗽力(PCF)

心臓外科手術後の理学療法についての臨床研究ギモン

❶ 離床プログラムが遅延する要因は何か？

術後の離床プログラムの遅延には「合併症」が大きく影響します. これには心不全の遷延・増悪, (新たな)不整脈, 労作時息切れ, 感染(熱発), 急性腎障害(acute kidney injury：AKI)など, が含まれます.

最近では, 術後の栄養状態が医学的治療や理学療法の効果に影響を与えることが報告されています[9]. 術後超急性期(24~48時間)は, 体内で生命維持が優先され, エネルギー消費を少なくするよう体が反応します(血

圧，心拍数，体温の低下).

　循環血液量が安定していても，離床を進めると体内のエネルギーが消費され，同時に異化作用も優位となり，異化ストレスホルモン（カテコールアミン，グルカゴンなど）が増加するため，エネルギー消費がさらに亢進します．

　この際，血液中のグルコースや肝臓のグリコーゲンが消費されるものの，すぐに枯渇するため，脂肪や骨格筋が内因性のエネルギーとして動員されます．この内因性エネルギーによる代謝亢進はCRPの急激な上昇としてあらわれ，必要なエネルギーを補給しなければ筋肉量が減少し，予後に影響するといわれています[10]．したがって，CRPのpeak outを確認しつつ離床を進め，食事量や食欲などの栄養状態についての評価も必要となります．今後は「術後のどの時期に」「どれくらいのエネルギー摂取が必要か」について研究されるべきと思います．

❷ 術後の合併症には，何が効果的なのか？

　術後の合併症としては，呼吸器合併症，せん妄などが挙げられます．術後1日目の肺活量は術前の約47％まで低下し，1週間目で約71％，2週間目で約80％に低下することが報告されています[11]が，術後翌日までに積極的な肺の拡張と咳嗽を促す呼吸理学療法と早期離床を行うと，呼吸器合併症を予防できるという報告がなされています[12]．

　一方，心臓外科手術後のインセンティブスパイロメーターを用いた呼吸理学療法は，術前から呼吸機能が低下した（閉塞性換気障害）症例を含めた報告でも効果が不明とされており[11,12]，「心臓外科手術を受ける全例に呼吸練習用器具の購入を勧めてよいか」は議論の余地があります．しかし，効果のある症例もあるかもしれませんので，追加検討が必要です．

　せん妄の予防には，早期離床が有効であることが報告されていますが[13]，せん妄が発症したあとの効果的な改善手段についての報告はほとんどありません．経験的には，車椅子に移乗してICUから外界の刺激を与えることで，日中の外界の環境に触れて体内リズム（体内時計）を整えることができるようになったため，せん妄にはこうした取り組みも有効ではないかと考えていますが，今後研究で明らかにする必要があります（9章，極める1参照）．

❸ 術後回復期の運動療法の効果は？

　本邦のガイドラインでは，心臓外科手術後の運動療法は「クラスIエビデンスA」として，禁忌症例でなければ，積極的に推奨されています．原疾患や術式により運動療法の効果に差はありますが，いずれにしても自覚症状と運動耐容能の改善が期待できます．また，QOLの向上や心イベントリスクの軽減により，回復期の予後改善に寄与します．術後早期の運動療法に短期的にでも効果があると報告されていること[14, 15]を説明すれば，術後の運動療法への患者の同意も得やすくなります．術後の運動療法は，再入院率やそれにともなう医療費を減少させ，医療経済学的にも従来の心リハの運動療法と同等の効果があるといわれています．

極める3 》 他分野の評価や治療を取り入れる

　高齢患者は内部障害以外にもさまざまな障害を有していることが多いので，**認知機能**や**フレイル（虚弱）**などの高齢者特有の問題を評価する必要があります．
　これまで心リハは「有酸素運動」と「レジスタンストレーニング」の二本立てでした．ぶっちゃけていえば，有酸素運動は「ATレベルでの運動」，レジスタンストレーニングでは「何となく筋力を増やすトレーニング」を行うことが多かったのが現状です．筆者は，

テーラーメイド型に心リハを展開する

ことが今求められていると思っています．単純に有酸素運動を行うのではなく，インターバルトレーニングを取り入れたり，レジスタンストレーニングにおいても目的別に運動方法を変えることが実際に必要とされています（8章，表4）．

　そして近年，**サルコペニア（加齢性筋肉減少症）**，**フレイル**という概念が提唱

され，これらは再入院や再発に関する予後を規定する因子となっています．心不全患者の2年間のフォローアップデータでは，フレイルを有する群で「救急要請リスクが92％」「再入院リスクが65％」上昇したことが報告されています[16]．

　加齢にともなう**一次性サルコペニア**の発生メカニズムのベースに「筋力低下」「歩行速度低下」「活動性低下」などのフレイルが存在します．なので，高齢の心疾患患者へのレジスタンストレーニングでは，加齢という要因が加わることにより，目的，方法が異なり，筋力，筋量にとどまらず，バランス機能や歩行機能，ADL能力の改善が求められます．心疾患ではない高齢者へのレジスタンストレーニングに関するコクランレビューでは，運動耐容能のみならずバランスや歩行速度，健康関連QOLの改善が報告されています[17]．

　高齢者のサルコペニアでは筋量が減少し，筋内の脂肪量が多くなるとの報告がなされています[18,19]．筋内脂肪量は，体脂肪率やBMIからは予測できないので，超音波診断装置を用いた筋輝度（筋肉の白っぽさ）を用いた評価が必要です．筋内脂肪量の増加は筋力に影響を及ぼすことが示唆されています[18]．他方，高齢の変形性股関節症患者に対する高速度でのレジスタンストレーニング（パワートレーニング）が，筋内脂肪量を減少させたとの報告があります[20]．

　とはいっても，高齢者への高強度のレジスタンストレーニングは，実際の臨床現場で行いにくいことが多いので，低強度の負荷でゆっくりとした運動速度（4～6秒）によって，筋力増強の効果を高めるとよいでしょう[21]．膝伸展筋に対して50～65％1RM，低速度反復（挙上4秒，降下6秒）のスロートレーニングには，高強度のトレーニングと同等の最大等尺性筋力および筋持久力改善効果があるため，心疾患患者にも十分適応できると思います．ただし，高齢になるほど瞬発力の改善は低いとされているため，パワートレーニングを追加することが重要かもしれません．

　このようにレジスタンストレーニング1つとっても，最新の研究成果やさまざまな評価を駆使して，対応する姿勢が内部障害分野では求められています．

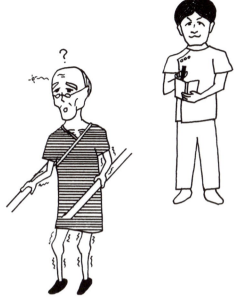

高齢者の運動療法では，患者の状況に応じた
「テーラーメイド型」の心リハも求められる

極めに究めると こんなことができる！

1. 臨床で得られた「疑問」を「研究」につなげることができる
2. 科学的根拠のある指標を用いて患者の意欲を高めることができる
3. 理学療法士が測定できるデータで研究を考えることができる
4. 他分野で行われている評価と介入を自分の得意とする分野に取り組める

● 文献

1) 11. 心大血管疾患 理学療法診療ガイドライン. In. ガイドライン特別委員会 理学療法診療ガイドライン部会: 理学療法診療ガイドライン第1版 (2011). 社団法人日本理学療法士協会, 平成23年10月.
2) 熊丸めぐみ, 高橋哲也, 他: 心臓外科手術患者に対する理学療法士の術前介入が手術後のADL獲得に及ぼす影響. 心臓リハビリテーション 14 (1): 180-3, 2009.
3) 澁川武志, 大崎千恵子, 他: 心臓血管外科手術における術前のリハビリテーション介入効果—Fast Track Recovery Programを対象とした術前指導の有用性—. 心臓リハビリテーション 19 (2): 224-30, 2014.
4) 湯口 聡, 森沢知之, 他: 心臓外科手術後の100m歩行自立日は術前情報や手術情報から予測可能か?. 理学療法ジャーナル 48 (10): 989-94, 2014.
5) 櫻田弘治, 高橋哲也, 他: 術前栄養状態と心大血管手術後リハビリテーション進行の関連—Geriatiric Nurtritional Risk Indexを用いた検証—. 理学療法学 40 (6): 401-6, 2013.
6) 齊藤正和, 上坂建太, 他: 心臓外科手術後のカテコラミン投与量およびリハビリテーション進行に対する術前腎機能障害ならびに術後急性腎障害の影響の検討. 理学療法学 39 (7): 410-7, 2012.
7) Saitoh M, Takahashi T, et al: Factors determining achievement of early postoperative cardiac rehabilitation goal in patients with or without preoperative kidney dysfunction undergoing isolated cardiac surgery. J Cardiol. 2013 Apr; 61 (4): 299-303.
8) Afilalo J, Eisenberg MJ, et al: Gait speed as an incremental predictor of mortality and major morbidity in elderly patients undergoing cardiac surgery. J Am Coll Cardiol. 2010 Nov 9; 56 (20): 1668-76.
9) 諸富伸夫, 小澤哲也: 心臓血管外科領域における術後急性期リハビリテーション. 外科と代謝・栄養 50 (4): 229-35, 2016.
10) 稲川利光: 急性期リハビリテーションにおける栄養評価と管理. Journal of Clinical Rehabilitation 20 (11): 1009-18, 2011.
11) 高橋哲也, 奈良 勲: 心臓外科手術後の呼吸機能の回復について—経時的変化とインセンティブスパイロメータの効果—. 理学療法学 30 (6): 335-42, 2003.
12) Crowe JM, Bradley CA, et al: The effectiveness of incentive spirometry with physical therapy for high-risk patients after coronary artery bypass surgery. Phys Ther. 1997 Mar; 77 (3): 260-8.
13) Barr J, Fraser GL, et al: Clinical practice guidelines for the management of pain, agitation, and delirium in adult patients in the intensive care unit. Crit Care Med 2013; 41: 263-306.
14) Adachi H, Itoh H, et al: Short-term physical training improves ventilatory response to exercise after coronary arterial bypass surgery. Jpn Circ J. 2001 May; 65 (5): 419-23.
15) Takeyama J, Itoh H, et al: Effects of physical training on the recovery of the autonomic nervous activity during exercise after coronary artery bypass grafting: effects of physical training after CABG. Jpn Circ J. 2000 Nov; 64 (11): 809-13.

16) McNallan SM, Singh M, et al: Frailty and healthcare utilization among patients with heart failure in the community. JACC Heart Fail. 2013 Apr；1 (2)：135-41.
17) Liu CJ, Latham NK, et al: Progressive resistance strength training for improving physical function in older adults. Cochrane Database Syst Rev. 2009 Jul 8；(3)：CD002759.
18) Fukumoto Y, Tateuchi H, et al: Effects of high-velocity resistance training on muscle function, muscle properties, and physical performance in individuals with hip osteoarthritis：a randomized controlled trial. Clin Rehabil. 2014 Jan；28 (1)：48-58.
19) Arts IM, Pillen S, et al: Normal values for quantitative muscle ultrasonography in adults. Muscle Nerve. 2010 Jan；41 (1)：32-41
20) Candow DG, Chilibeck PD: Differences in size, strength, and power of upper and lower body muscle groups in young and older men. J Gerontol A Biol Sci Med Sci. 2005 Feb；60 (2)：148-56.
21) Mukaimoto T, Han L, et al: Effects of low-intensity and low-velocity resistance training on lower limb musclar strength and body composition in elderly adults. Jpn J phys Fitness Sports Med 55：Suppl S209-12, 2006.

索 引

● あ行

悪液質 ……………………………… 114
アクティブサイクル呼吸法
　（ACBT） ………………………… 56
足関節上腕血圧比（ABI） ………… 41
アシドーシス ……………………… 65
アップライト型 …………………… 104
アルカリ性（アルカレミア） …… 65
アルカローシス …………………… 65
アルブミン（Alb） ………………… 85

息切れ感 …………………………… 32
息こらえ …………………………… 40
一次性サルコペニア ……………… 132

右冠動脈（RCA） …………………… 2
右心不全 ……………………… 19, 68
うっ血所見 ………………………… 25
運動 ………………………………… 114
運動強度（watt） ………………… 106
運動持続時間 ………………… 69, 102
運動耐容能 ………………………… 95
運動負荷制限 ……………………… 122
運動誘発性低酸素血症 …………… 79

エルゴメータ運動 ………………… 42

オフポンプ冠動脈バイパス術
　（OPCAB） ……………………… 46

● か行

回転数 ……………………………… 106
介入 ………………………………… 127
回復期運動療法開始基準 ………… 103
解離性大動脈瘤 …………………… 36
科学的根拠 ………………………… 126
拡張不全 …………………………… 19
下肢閉塞性動脈硬化症（ASO） … 41
仮性大動脈瘤 ……………………… 36
画像所見 …………………………… 85
合併症 ……………………………… 51
カテコールアミン ………………… 30
カヘキシア ………………………… 114
カリウム（K） …………………… 86
簡易マスク ………………………… 77
冠危険因子 ………………………… 7
換気効率 …………………………… 96
患者教育 …………………………… 117
患者指導 …………………………… 7
冠動脈バイパス術（CABG） …… 46
関連痛 ……………………………… 12

偽腔閉塞型潰瘍様突出像（ULP） … 38
基礎疾患 …………………………… 45

基礎代謝 …………………………… 114
喫煙 …………………………………… 11
客観的指標 ………………………… 83
急性呼吸窮迫症候群（ARDS）…… 72
急性心疾患 ………………………… 68
急性腎障害 ………………………… 68
狭心症 …………………………… 2, 46
強心薬 ……………………………… 30
胸部 X 線画像 ……………………… 85
虚血性心疾患（IHD）……………… 2

クリニカルリーズニング ………… 84
クレアチニン（Cr）…………… 70, 86

経皮的冠動脈インターベンション
　（PCI）……………………………… 5
経皮的動脈血酸素飽和度（SpO$_2$）
　…………………………………… 72
血液検査 …………………………… 85
血色（チアノーゼ）………………… 53
嫌気性代謝閾値（AT）…… 69, 101, 96
研究に基づく臨床 ………………… 126

高血圧 ……………………………… 8
高流量システム …………………… 76
高齢者 ……………………………… 92
呼吸 ………………………………… 62
　――介助 ………………………… 55
　――不全 ………………………… 78
　――練習 ………………………… 57
呼吸性代償開始点（RC point）…… 96
コンパートメント症候群 ………… 43

● さ行

サーカディアンリズム
　（概日リズム）…………………… 117
再灌流障害 ………………………… 43
最高酸素摂取量（peak $\dot{V}O_2$）
　…………………………………… 69, 101
在宅 ………………………………… 72
在宅酸素療法（HOT）……………… 71
左冠動脈（LCA）…………………… 2
左室駆出率（LVEF）……………… 95
左心不全 ……………………… 19, 68
サルコペニア（加齢性筋肉減少症）
　…………………………………… 92, 131
酸性（アシデミア）………………… 65
三尖弁逆流症（TR）……………… 51
酸素化障害 ………………………… 55
酸素ボンベ ………………………… 74

自覚的運動強度
　（RPE または Borg 指数）…… 69, 102
脂質異常症 ………………………… 9
視診 ………………………………… 89
自重 ……………………………… 109
指導 …………………………… 122, 124
収縮不全 …………………………… 19
重錘 ……………………………… 109
主観的指標 ………………………… 83
手術療法 …………………………… 39
術後管理 …………………………… 45
循環 ………………………………… 62
食事制限 ………………………… 122
触診 ………………………………… 90
腎機能障害 ………………………… 67

心筋梗塞（MI）	2, 47
人工心肺	47
心室性期外収縮（PVC）	14
心室頻拍（VT）	14
心腎連関	67
──症候群	67
心臓超音波検査	86
腎臓リハ	81
心臓リハビリテーション（心リハ）	6
身体活動量（Ex）	113
心電計	112
心肺運動負荷試験（CPX）	86, 95
心拍数上昇	15
心拍数予備能（HR reserve）	69, 101
心不全（HF）	18
心リハ	6
推定糸球体濾過量（eGFR）	70, 86
生活リズム	117
脊髄梗塞	40
摂取エネルギー	114
セラバンド	109
セラピーボール	109
せん妄	117
臓器連関	64
僧帽弁狭窄症（MS）	49
僧帽弁閉鎖不全症（MR）	49

● た行

大血管疾患	36
体脂肪	118
代謝	62
体重	24, 118
──管理	33
大動脈遮断鉗子（クランプ）	46
大動脈バルーン・パンピング（IABP）	47
大動脈弁狭窄症（AS）	50
大伏在静脈	47
多職種	124
打診	90
中心静脈圧（CVP）	59
聴診	90
低酸素血症	79
低心拍出量症候群（LOS）	53
低流量システム	76
適定法	110
電解質	86
透析	81
糖尿病	10
動脈血酸素飽和度（SaO_2）	72
動脈血酸素分圧（PaO_2）	72

● な行

ナトリウム（Na）	86
認知機能	131

● は行

肺機能検査	86

白血球（WBC） ……………… 85
鼻カニューレ ………………… 77
ハンドヘルドダイナモメーター
　（HHD） …………………… 110

膝伸展筋力 …………………… 110
非侵襲的陽圧換気療法（NPPV）… 75
ビタミンD …………………… 118
左回旋枝（LCX） ……………… 2
左前下行枝（LAD） …………… 2
肥満 …………………………… 11
　――患者 …………………… 118
評価 …………………………… 127

フィジカルアセスメント …… 84, 87
フレイル（虚弱） ………… 92, 131

ペダルの重さ（トルク） …… 106
ヘモグロビン（Hb） ………… 85
弁形成術 ……………………… 48
弁置換術 ……………………… 48

紡錘状大動脈瘤 ……………… 36
保存療法 ……………………… 37

● ま行

末梢循環障害（PCD） ………… 40
末梢動脈疾患（PAD） …… 41, 107
慢性腎臓病（CKD） ……… 11, 68, 81
慢性閉塞性肺疾患（COPD） … 11, 65

脈拍 …………………………… 31

目標設定 ……………………… 117
問診 …………………………… 89

● や行

薬剤溶出型ステント（DES） …… 5
薬物治療指針 ………………… 28

予後予測 ……………………… 95

● ら行

リカンベント型 ……………… 104
リザーバー付き鼻カニューレ … 77
リザーバーマスク …………… 77
リハビリ室 …………………… 112
両心不全 ……………………… 19

欧　文

● A〜G

ABI ……………………………… 41
ACBT …………………………… 56
active cycle breathing
　techniques（ACBT） ……… 56
acute respiratory distress
　syndrome（ARDS） ………… 72
Alb ……………………………… 85
anaerobic threshold（AT） …… 96
angina pectoris …………… 2, 46
ankle brachial index（ABI） … 41
aortic stenosis（AS） ………… 50
ARDS …………………………… 72

arteriosclerosis obliterans (ASO) ... 41
AS ... 50
ASO ... 41
AT ... 69, 96, 98, 101

BMI 22 ... 118

C反応性タンパク (CRP) ... 85
CABG ... 46
cardio pulmonary exercise test (CPX) ... 95
chronic kidney disease (CKD) ... 68, 81
chronic obstructive pulmonary disease (COPD) ... 11
CKD ... 68, 81
CO_2 ナルコーシス (高 CO_2 血症) ... 72
COPD ... 11, 65
coronary artery bypass graft surgery (CABG) ... 46
CPX ... 95, 99
Cr ... 70, 86
CRP ... 85
CT ... 85
CVP ... 59

DES ... 5
drug-eluting stent (DES) ... 5

eGFR ... 70, 86
Ex ... 113

FITT の原則 ... 124
Forrester の病型分類 ... 53
Frank-Staring の法則 ... 31
Friedewald の計算式 ... 10

great saphenous vein ... 47

● H〜N

Hb ... 85
heart failure (HF) ... 18
HF ... 18
HHD ... 110
home oxygen therapy (HOT) ... 71
HOT ... 71
HR reserve ... 69, 101

IABP ... 47
IHD ... 2
intra-aortic balloon pumping (IABP) ... 47
ischemic heart disease (IHD) ... 2

K ... 86

LAD ... 2
LCA ... 2
LCX ... 2
left anterior descending arterybranch (LAD) ... 2
left circumflex artery (LCX) ... 2
left coronary artery (LCA) ... 2
left ventricular ejection fraction (LVEF) ... 95

LOS ……………………………………… 53
low cardiac output syndrome
　(LOS) ………………………………… 53
LVEF …………………………………… 95

MI …………………………………… 2, 47
mitral regurgitation (MR) ……… 49
mitral stenosis (MS) ……………… 49
MR ……………………………………… 49
MS ……………………………………… 49
myocardial infarction (MI) …… 2, 47

Na ……………………………………… 86
Nohria-Stevenson 分類 ……… 25, 53
non invasive positive pressure
　ventilation (NPPV) ……………… 75
NPPV …………………………………… 75
NYHA 心機能分類 …………………… 95

● O〜Z

off-pump coronary artery bypass
　graft surgery (OPCAB) ………… 46
OPCAB ………………………………… 46

PAD ……………………………… 41, 107
PaO_2 …………………………………… 72
PCD ……………………………………… 40
PCI ………………………………………… 5
peak $\dot{V}O_2$ …………………………… 69, 101
percutaneous coronary
　intervention (PCI) ………………… 5
peripheral arterial disease (PAD)
　…………………………………… 41, 107

peripheral circulatory
　disturbance (PCD) ……………… 40
premature ventricular
　contraction (PVC) ……………… 14
PVC ……………………………………… 14

RC point ……………………………… 96
RCA ……………………………………… 2
right coronary artery (RCA) …… 2
RPE または Borg 指数 ……… 69, 102

SaO_2 …………………………………… 72
short performance physical
　buttery (SPPB) …………………… 94
SpO_2 …………………………………… 72
SPPB …………………………………… 94

TR ……………………………………… 51
tricuspid regurgitation (TR) …… 51

ulcer like projection (ULP) …… 38
ULP ……………………………………… 38

ventricular tachycardia (VT) … 14
$\dot{V}E$ v.s. $\dot{V}CO_2$ slope ……………… 96
VT ……………………………………… 14

watt ………………………………… 106
WBC …………………………………… 85

1 RM ………………………………… 109
12 誘導心電図 ………………… 2, 12, 14
24 時間周期の体内時計 …………… 117

索 引 (141)

●監修者　相澤　純也（あいざわ　じゅんや）
東京医科歯科大学医学部附属病院スポーツ医学診療センター・理学療法技師長

　1999年東京都立医療技術短期大学理学療法学科卒業，2005年東京都立保健科学大学大学院保健科学研究科修了（修士・理学療法学），2012年東京医科歯科大学大学院医歯学総合研究科修了（博士・医学），同年同大附属病院スポーツ医学診療センターアスレティックリハビリテーション部門・部門長，2015年首都大学東京大学院・客員准教授，2018年現職．専門理学療法士（運動器），NSCA-CSCS．日本オリンピック委員会（JOC）強化スタッフ（医・科学），日本スケート連盟（JSF）スピードスケート強化スタッフ（医学部門）等を歴任．

●著　者　田屋　雅信（たや　まさのぶ）
東京大学医学部附属病院リハビリテーション部（循環器内科 心臓リハビリテーション部門）

　2005年東京都立保健科学大学保健科学部理学療法学科卒業，2005年群馬県立心臓血管センターリハビリテーション課，2014年東京大学医学部附属病院（現職）．2010年群馬大学大学院医学系研究科保健学専攻・博士前期課程修了（修士・保健学），認定理学療法士（循環），心臓リハビリテーション上級指導士，三学会合同呼吸療法認定士．

極めに・究める・内部障害

平成31年1月15日　発　行

監修者　相澤　純也

著作者　田屋　雅信

発行者　池田　和博

発行所　丸善出版株式会社

〒101-0051　東京都千代田区神田神保町二丁目17番
編集：電話 (03) 3512-3262／FAX (03) 3512-3272
営業：電話 (03) 3512-3256／FAX (03) 3512-3270
https://www.maruzen-publishing.co.jp

© Junya Aizawa, Masanobu Taya, 2019

組版印刷・株式会社 真興社／製本・株式会社 松岳社

ISBN 978-4-621-30353-5　C 3047　　　　Printed in Japan

JCOPY 〈(社) 出版者著作権管理機構 委託出版物〉

本書の無断複写は著作権法上での例外を除き禁じられています．複写される場合は，そのつど事前に，(社) 出版者著作権管理機構（電話 03-3513-6969，FAX 03-3513-6979，e-mail: info@jcopy.or.jp）の許諾を得てください．